うつ

効果と

きたので、

ングしてみた

のがこの図

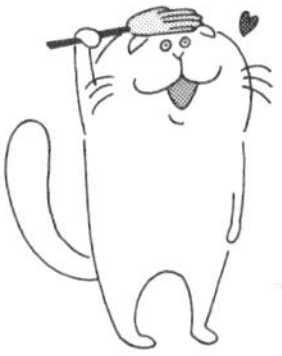

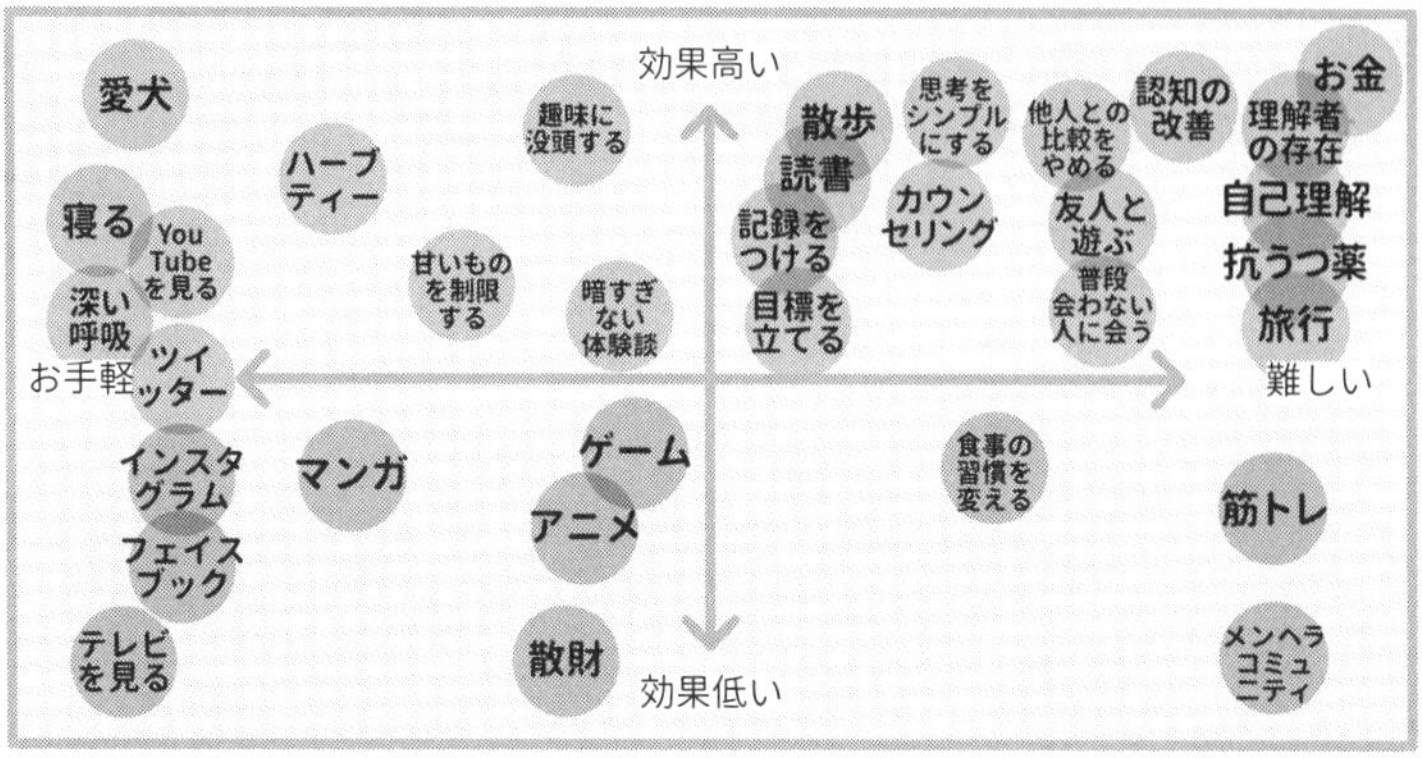

まえがき

「3か月、休職してください」

はじめて精神科に行ったときに言われた言葉です。

人生にはいくつかショッキングな場面がありますが、これはとりわけ大きな出来事だったと今でも思います。

当時の私は、「うつ病=社会の落ちこぼれ」と思っていたものですから、その称号をもらった後は、しばらく何もできなくなりました。

本書を手に取ってくださった方の中にも、いま同じような状況にいる方がいらっしゃるかもしれません。

「薬を飲んで寝ていれば、うつは治る」

よく言われる言葉です。私もこの言葉を信じてじっとしていました。

たしかに、少しは良くなりました。

でも、寝ているだけで何もできない。考えることもできない。

ただ呼吸しているだけの生命体から、人間に戻れた感覚はありました。

ですが、家族と会話することや、外に出て買い物に行くこと、ましてや会社に復職することなんて、とうてい考えられなかったのです。

「薬で良くなることは事実だけど、ちょびっと良くなった程度だな……」

これが私の正直な感想でした。

この本を書いた理由

ご挨拶が遅くなりました。みなさん、はじめまして。

私は「ほっしー@メンタルハッカー」という名前で、ブログとツイッターで主に活動しています。

「メンタルハッカー」とは、「メンタルハックをする人」の意で、ライフハックのメンタル版です。自分のメンタルを分析して改善する……自分の心をプログラムし直す（＝ハックする）という感じでとらえていただけるとうれしいです。

私がメンタルハッカーになった理由は単純。

うつ病になったからです。

「薬だけで自分を完全に治すことはできない」

そう思った私は、思いつく限りたくさんのことをやってきました。

うつ病に効果的だと言われていてだれもが知っていることから、ふつうならやらないほうがよいと言われていることまで。

実際に試してみないとわからないという精神で実行してきたのです。

その結果、少しずつ体調が回復してきて、外に出られるようにもなりました。

そして、この体験をみんなにわかりやすい形でシェアしようと思い、「うつマッピング」をツイッターに公開しました。

「うつマッピング」とは、**私がこれまでに試してきたいろんな「うつにいい（といわれて**

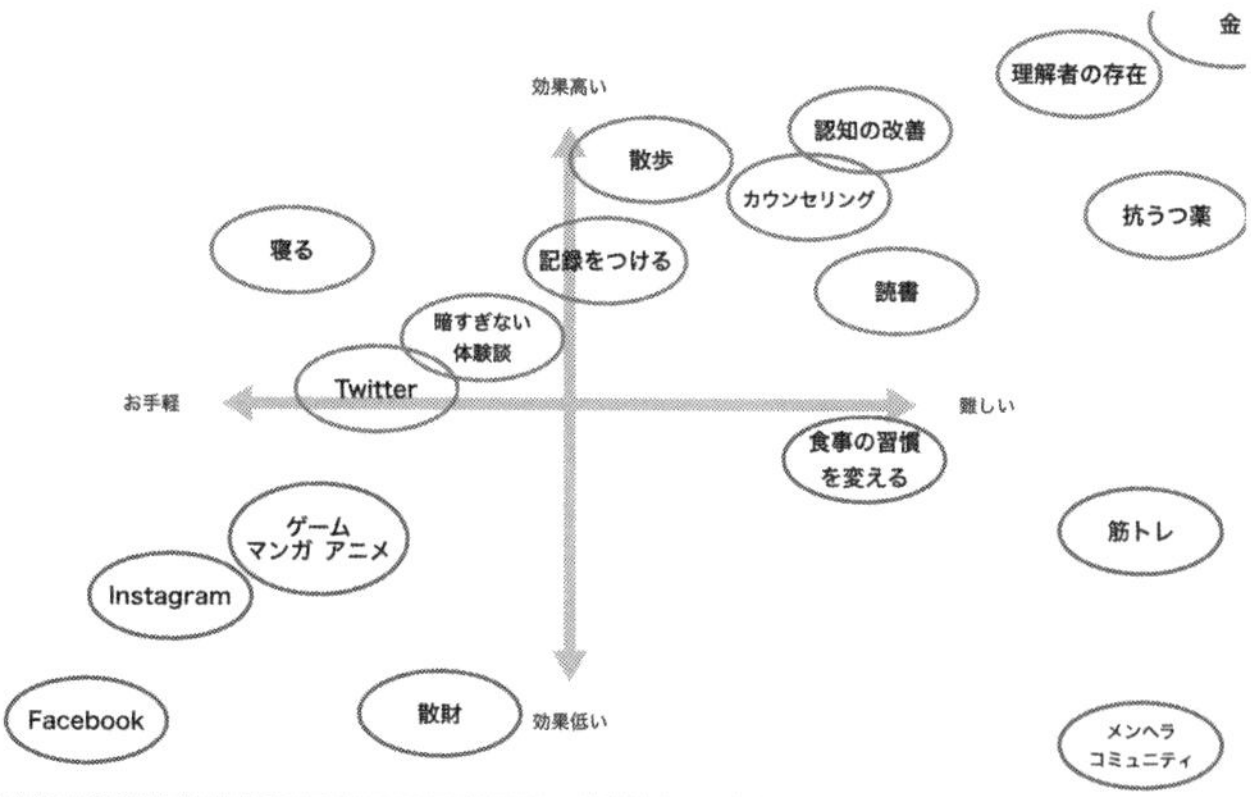

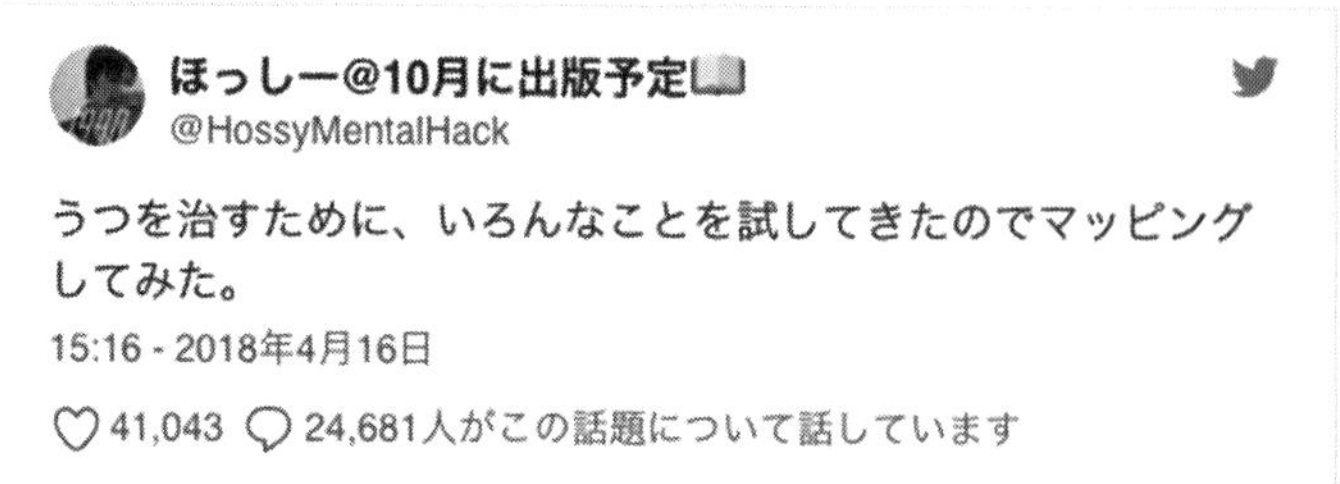

⬆こちらが最初に投稿したツイート

いる）こと」を、「効果」と「難易度」の軸でマッピングし、一目でパッとわかるようにしたものです。

すると、2・4万以上のリツイート、4万の「いいね！」がついたのです。

それだけでなく、これを見た人たちが「自分もやってみたい！」と自作の「うつマッピング」を公開して、私に連絡してきてくれました。

「自分のやってきたことを分類してみたら、面白かったです」
「忘れていた効果的なことが思い出せて、またやろうと思いました」
「ほかの人の『うつマッピング』がとても参考になりました。いろいろ試してみようと思います！」

私の想定以上に、「『うつマッピング』がたくさんの影響を及ぼしているんだ！」と感じさせられました。

正直に申し上げると、最初は「こんなことやってきたよ～みてみて～」ぐらいの感覚でツイッターにアップしたので、本人が一番驚いています(笑)。

このムーブメントのおかげで、福岡の博多で「うつマッピング」のイベントも開催されました。

そして、ちょうどこのタイミングで、本の出版のお話をいただきました。これもきっと何かのご縁だと思ったので、執筆を決意した次第です。

意外と、実体験に基づいた情報はない！

うつ病になっていちばんつらいと感じたのは、症状そのものよりも**周囲からの理解が得られない**ことです。

うつ病経験者が近くにいないので、何をどうすればよいかわからないことが多いんですよね。

過去の私もそうでした。闇の中を手探りでがむしゃらに進む感覚……「地獄」という言葉がぴったりかもしれません。

「うつ病には○○をやると効果がある、××はやめたほうがいい」といった情報は、インターネット上にたくさん転がっていますが、**実体験でまとめられた情報はほとんどない**のです。

「薬を飲んでいるだけじゃ、どうにも良くならない……」
「自分と同じ当事者が、どんなことを試してきたのか知りたい」
「だいぶ良くなったけど、いまひとつ自信がつかない」

そんな、うつ病に苦しめられながらも、自分を変えたいと考えている前向きな方々に少しでもヒントを与えられたら、という思いで、私のうつに「効果があったこと」「なかったこと」をまとめたのが、この本です。

なお、本書は私のこれまでの4年間に及ぶ経験をもとにしています。

「うつには、○○が効く！」という絶対的な正解はありませんし、もしかしたら、私には合わなかった手法でも、合う人はいるかもしれません。

ぜひ、いろんな方法を試してみる感覚で、自分に合いそうなやり方を探してみていただきたいと思います。

「うつマッピング」にはこんな効果がある！

最後に、「うつマッピング」自体の効果についても少し触れておきます。

まず、**「うつマッピング」を作ると、自分の傾向を知ることができます。**

「うつ病には散歩が効く！」と言われても、実際に効果があるかどうかは、自分でやってみなければわかりません。

うつ病の現在の症状にもよりますし、散歩すること自体が好きかどうかも大きく関係してきます。

それから、人間は忘れやすい生き物です。**自分のうつには何が効いたのか、サクッと思い出すためにマッピングしておくことは重要です。**

私もときどき見返して「あ！　そういえば、あれが効いたんだった……」と思い出すことがよくあります。

人間は日々変化していくものなので、「うつマッピング」も固定的なものではなく変化していきます。数か月経って作り直してみると、以前とは違ったものになるので、見比べてみても楽しいですよ。

また、「うつマッピング」は、**「他人に見せる／他人のを見る」ことでも効果を発揮**します。

SNSにアップすれば、コミュニケーションのきっかけにもなります。それぞれにオリジナリティがあるので、他人の「うつマッピング」が参考になることは多いでしょう。

なので、みなさんもよかったら、SNSにみなさんの「うつマッピング」をアップしてみてください（巻頭に、書き込みできるマッピング用紙を用意いたしました！）。

それを見た人が、自分を客観的に見る力を得て、SNSで価値観の近い人とつながってもらえるきっかけになったとしたら、著者としてこれほどうれしいことはありません。

うつを治す努力をしてきたので、
効果と難易度でマッピングしてみた

もくじ

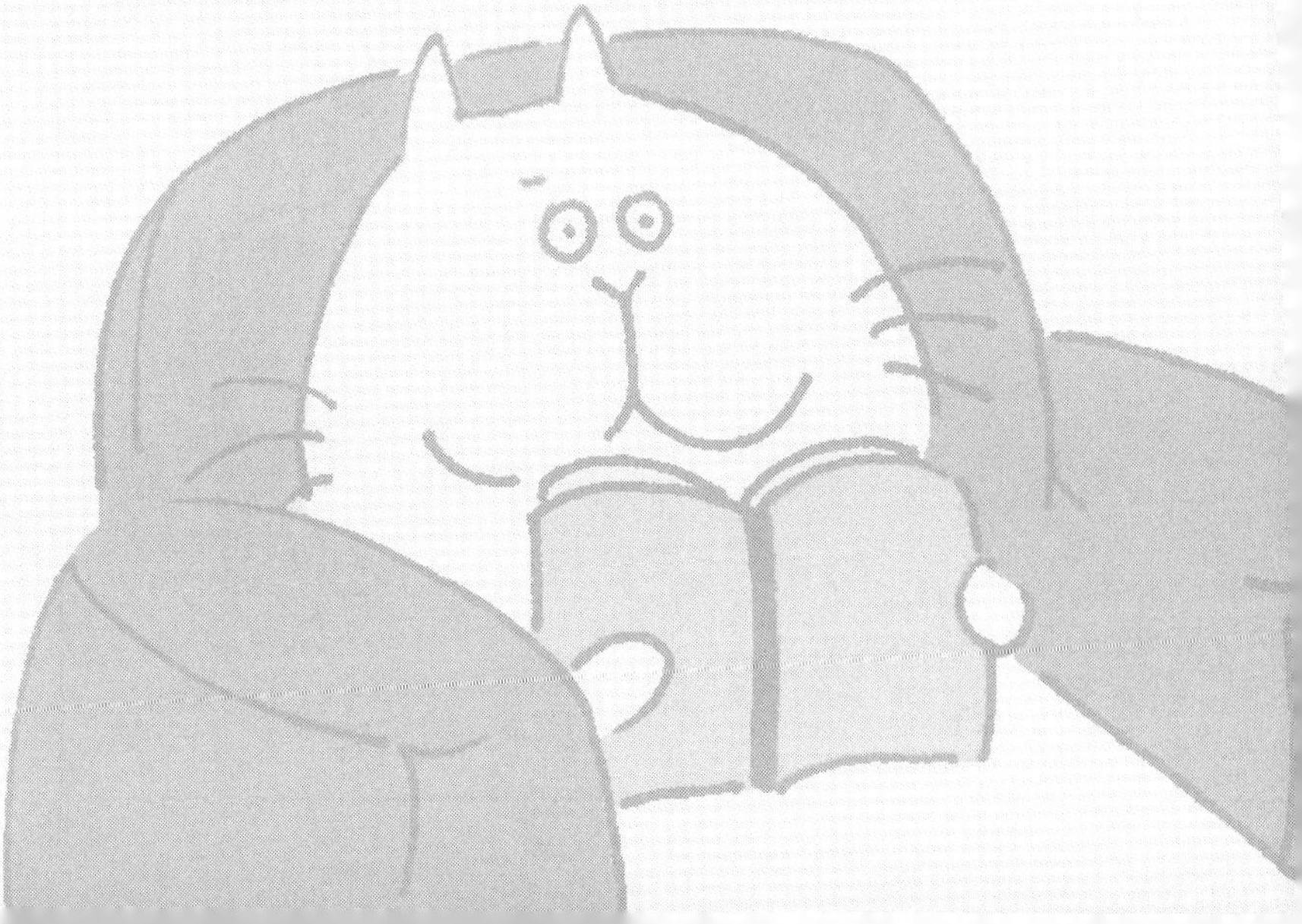

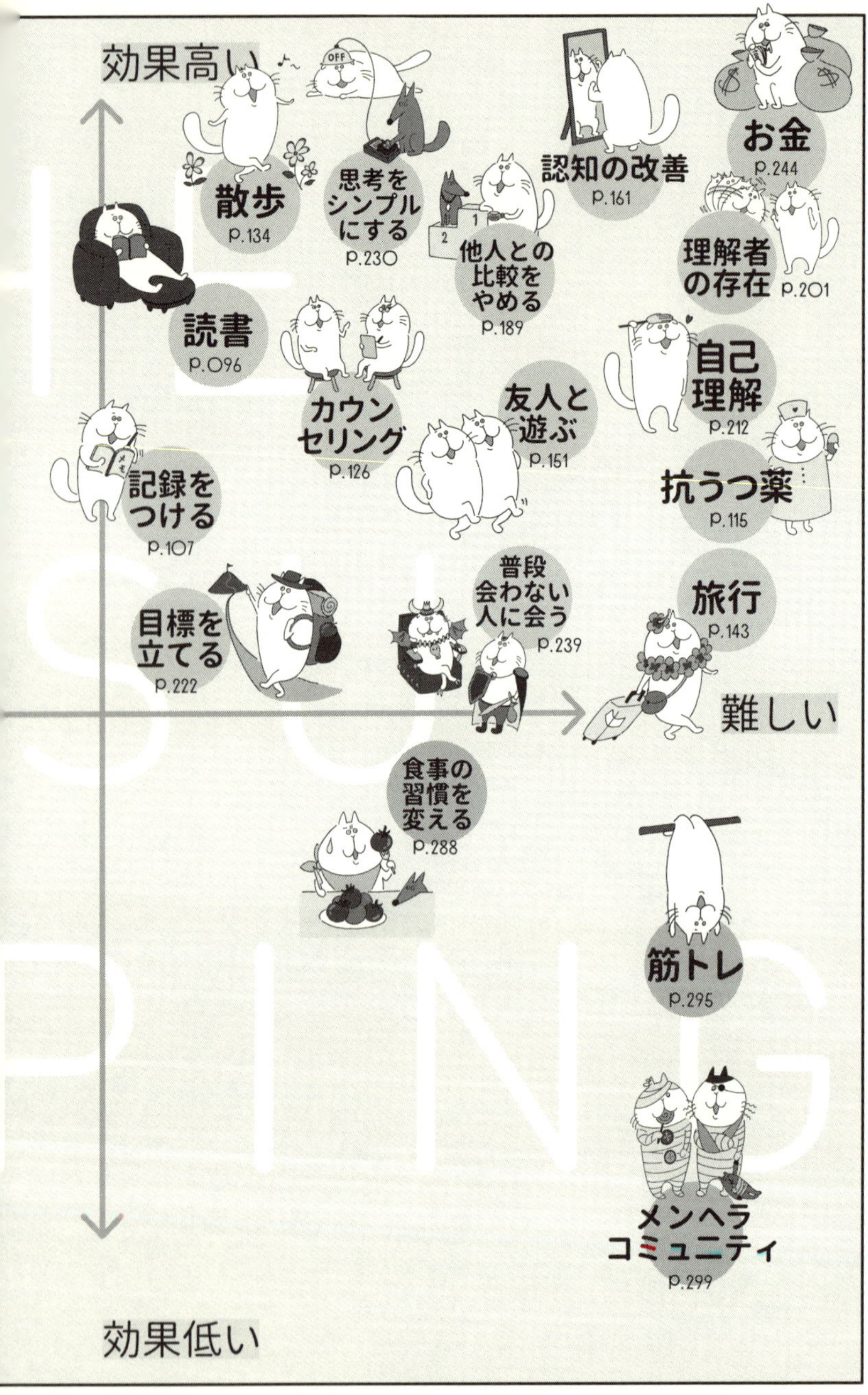
効果高い
効果低い
難しい
散歩
p.134
思考をシンプルにする
p.230
認知の改善
p.161
お金
p.244
他人との比較をやめる
p.189
理解者の存在
p.201
読書
p.096
カウンセリング
p.126
友人と遊ぶ
p.151
自己理解
p.212
記録をつける
p.107
抗うつ薬
p.115
目標を立てる
p.222
普段会わない人に会う
p.239
旅行
p.143
食事の習慣を変える
p.288
筋トレ
p.295
メンヘラコミュニティ
p.299

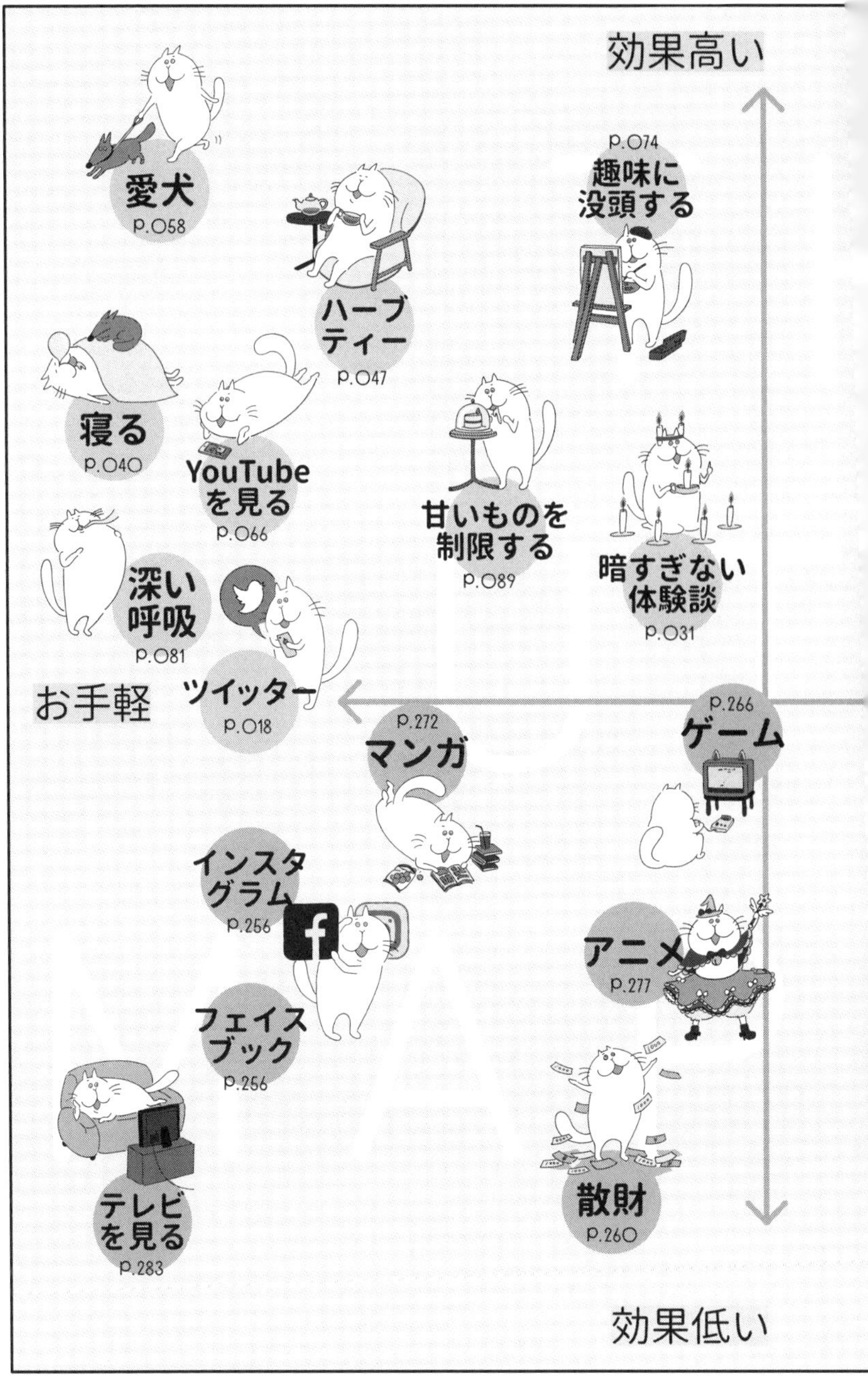
効果高い
効果低い
お手軽
愛犬
p.058
ハーブティー
p.047
趣味に没頭する
p.074
寝る
p.040
YouTubeを見る
p.066
甘いものを制限する
p.089
暗すぎない体験談
p.031
深い呼吸
p.081
ツイッター
p.018
マンガ
p.272
ゲーム
p.266
インスタグラム
p.256
アニメ
p.277
フェイスブック
p.256
テレビを見る
p.283
散財
p.260

＊本書は、4年前にうつ病に罹患し、現在は安定した寛解に近い状態になっている著者が、これまでに実践してきた「うつの症状への対処法」をまとめたものです。「必ず効果がある対処法」を約束するものではありませんが、うつ病に苦しめられながらも、自分を変えたいと考えている方々のヒントとなるよう願いを込めて出版するものです。（編集部）

CHAPTER 1

効果高い お手軽

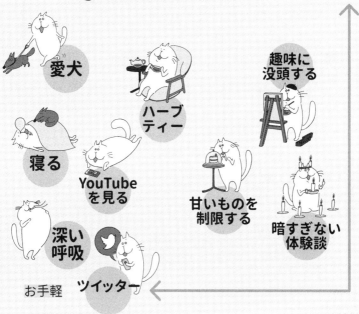

1 ツイッター

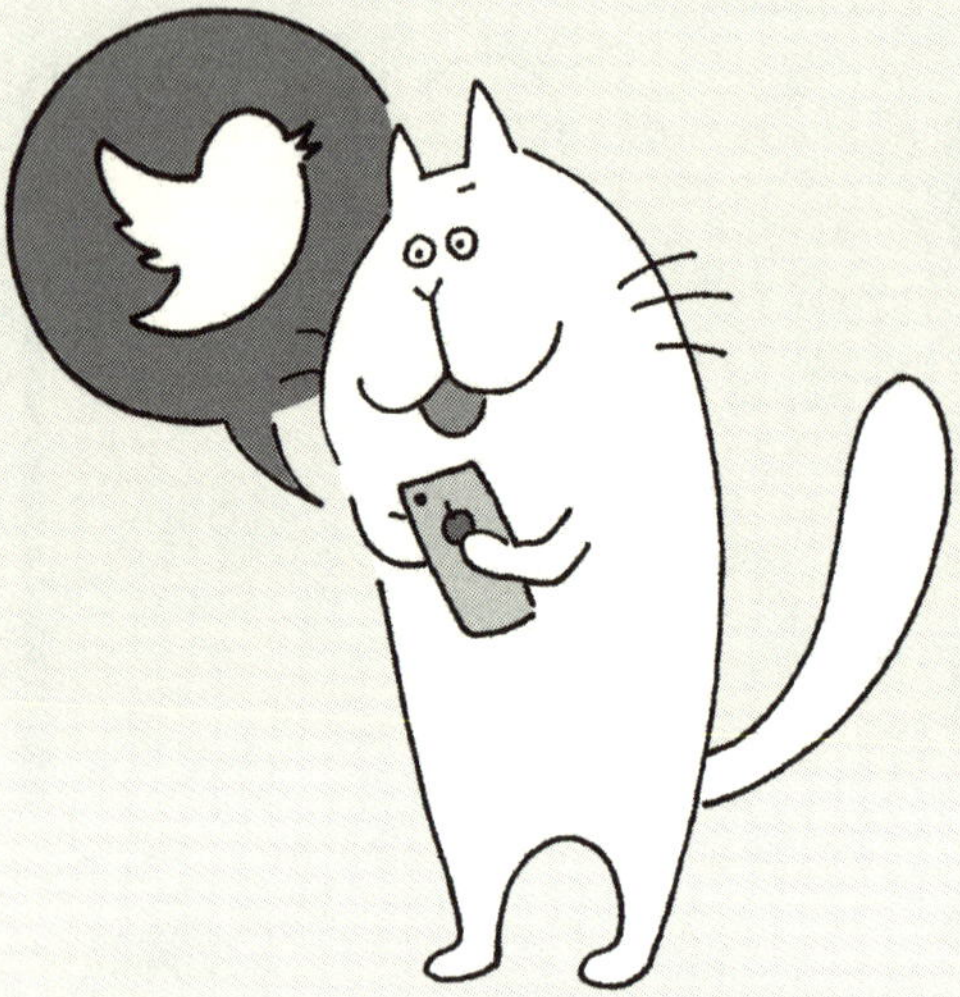

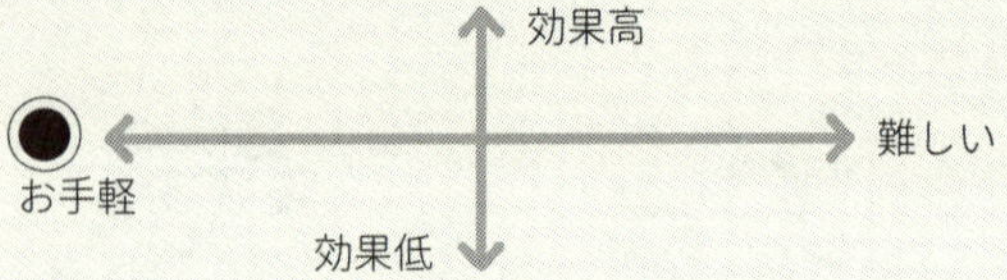

【効果】★★★☆☆

【手軽さ】★★★★★

【おすすめ度】★★★☆☆

【長所】
うつの体験記、
生の声が
たくさんある

【短所】
炎上の
リスクがある

体験記など、いちばんディープな情報が詰まっている

Google検索で「うつ病 症状」と入力すると、精神科医や臨床心理士のサイトがたくさん出てきます。

医療系の情報は間違いがあってはいけないので、情報の信頼性という意味では検索エンジンは優秀と言えるのですが……私たちからすると、「それじゃない」情報が出てきている感は否めません。

では、ツイッターで同じように「うつ病 症状」で検索してみたらどうでしょう？

そこには、素人の体験記、生の声がたくさん表示されます。きっちりまとめられた情報ではなく、まさに「つぶやき」という形で出されているので、役に立つ情報かと聞かれる

ツイッター
⤴効果高
⤴お手軽

と素直に首を縦に振れないところではあります。

ですが、「この世界で苦しんでいるのは、自分だけじゃないか？」と追い込まれがちなうつ病の人にとっては、救いの言葉が並んでいます。

「あ……なんだ……自分と同じような人、たくさんいるんだな……」

現実社会にはほとんど存在していない（ように見える）「うつ病仲間」が、そこにはたくさんいるのです。

つらくてつらくて心が追い込まれている状況の人には、同じような経験をしている人が存在していると知るだけでも、心が救われるというものです。

自己表現はもちろん、アイデンティティの確立などの点で高く評価されている

ツイッターは情報収集の手段としてだけでなく、自分を成長させるという意味でも有効です。

イギリスの王立公衆衛生協会（以下、ＲＳＰＨ）がソーシャルネットワークについて調査したところ、次のような結果が出ました。

第２位の評価を受けたのはTwitter。自己表現はもちろんアイデンティティの確立などの点で高く評価されましたが、「Bullying（いじめ）」や「FoMO（取り残されているという感情）」などで悪影響を与えていることが分かります。[1]

ツイッターの真髄は、１４０文字のつぶやきにあります。短い文章の中に、感情をダイレクトに吐露する人もいれば、他人にわかりやすいようにきれいにまとめる人もいます。頭を使わないで投稿することもできるので、うつ病で頭が回らなくてもツイッターだけはできるという方が多いんですよね（私もそうでした）。

ツイッター
↗効果高
↗お手軽

何も考えずにわーっと書くだけでも、あとで見返すとたくさんの発見があります。
私が自分のツイートを見返して最も印象的だったのは、**心配事がほとんど実現していなかった**ということ。

「心配事の9割は起こらない」と言いますが、本当にそのとおり。実際に起こっても、予想していたよりもしょぼいことが多いんです。

うつ病になると、物事を客観的に見られなくなってしまうものですが、このように**ツイートを見返すだけで客観視する力が養われていきます**。

また、ツイッターは全体公開日記のようなものなので、他人からコメントが入ります。たまに傷つくこともありますが、**新たな視点を入れてくれる**という意味でも治療的な側面は大きいと考えます。

「いじめ」や「取り残され感」は悪影響？

一方で、RSPHの調査結果にもあったように、「いじめ」や「取り残されているという感情」で悪影響を与えていることは間違いなくあると思います。

まず、「取り残されている」という感情から説明しましょう。

この感情は内部要因。つまり、自分の心のあり方だったり、考え方の問題によるところが大きいので、ある程度のコントロールが可能です。

ツイッターをすでにやっている方ならわかると思いますが、最初はつぶやけどつぶやけど反応はありません。

「これは共感が集まるんじゃないか？」と思えるような素晴らしいツイートでも、良くて「1いいね！」なんてのはザラなのです。

その一方で、「フォロワー数」というわかりやすい数字が存在します。

ツイッター
↗効果高
↗お手軽

人がだれかをフォローする動機はさまざまあります。

・ファンだから
・ちょっと興味がある
・有益な情報を流してくれている
・間違ってフォローしている

しかし、なぜかほとんどの人は「フォロワー数＝ファンの数」だと認識してしまいます。間違ってフォローボタンを押しているということも、十分にあり得るのに、です（笑）。

人間は数字に説得力を感じるものですからね。社会に出たことがある人なら、この考え方は理解できるのではないでしょうか？

たとえば、ある会社が今年の利益を自慢していたとしましょう。

A　利益が去年よりたくさん増えました！
B　利益が去年より2倍に増えました！

どちらのほうが「すごい！」と感じるでしょうか？　ほとんどの人はBだと思います。

まとめると、自分よりフォロワー数の多い人間を見るとみじめな気分になるのは、以下の理由からです。

1　「フォロワー数=ファン数」という間違った認識
2　数字が醸し出す説得力

これらを理解しておけば、みじめな気持ちはだいぶ軽減するはずです。

もう1つの「いじめ」の側面。こちらは外部要因なので、自分でコントロールすることは難しいです。

ツイッターの世界では、炎上することで簡単にいじめが起こります。

「おっ！　なんか炎上してる！　こいつが悪いやつか！」と言わんばかりに言いたい放題。

前後の文脈など読むはずがなく、テレビに文句を言っているおじさんのように汚い言葉を吐きかけられます。

ただし、現実世界のいじめと違う点があります。

1　一瞬で過ぎ去る
2　集団で攻撃してくることは稀

「人の噂も七十五日」といいますが、**ネットの世界だと7・5時間で終わる**と言っても過言ではありません（笑）。

また、同じ攻撃ばかりなので集団で攻撃されているように錯覚しますが、ツイッターではつねに1対1です。

だれが何を言っているのか把握できない怖さはありますが、言っている本人たちも同じく状況把握できているわけではないので、そこまで感情がこもっていないのです。

自分が炎上すると、世界全体に怒られている感覚になりますが、それは錯覚です。

国際大学グローバル・コミュニケーション・センター講師の山口真一さんの講演資料では、次のようにまとめられていました。

〰〰〰〰〰〰

過去全期間で1・1%、1年に絞ると0・5%の人しか書き込んでいなかった（2014年調査、約2万人対象）。

五輪エンブレム事件では約0・4%（2016年調査、約4万人調査）。(2)

ツイッター
↗効果高
↗お手軽

私も何度かボヤ騒ぎ程度ですが、経験したことがあります。

「やばいやばいやばい……」と心臓がバクバクしていましたが、何度かボヤ騒ぎを経験するたびに、「おや……？　なんだか攻撃パターンが似ているぞ……」と思うようになりました。

それほど仲良くなっていない知人が急に怒り出したら、だれでも焦るし怖い思いをします。

しかし、その人がすぐに怒る人だとわかってくると、「ああ、あの人はそういう人だからね～」と考えられるようになりますよね？

ツイッターでは顔が見えないのでわかりにくいですが、構造はほとんど同じです。

いつも同じような人が、同じような内容で、怒っているわけです。

無視していれば、その人は新しい制裁の対象を探しに出かけていきますよ。

のめり込む前に、マイルールを決めよう

こういった**「炎上いじめ」と「取り残され感」から離れるためには、一定のルールを決めることをおすすめします。**

私の場合は、次のようなルールにしています。

1 「いいね！」数、リツイート数は気にしない
2 リプライ（返信）は気になったやつだけする
3 個人攻撃はしない
4 価値観が合わなければ、ミュートやブロックは遠慮なく使う

ツイッターの世界にのめり込んでいくと、他人の目が気になって当初の目的を忘れがちになります。

私はあくまで、自分の思考をメモするためと、これまでしてきた経験をシェアしたいという気持ちではじめました。

他人の目が気になり何度か迷ったこともありますが、先ほどのようなルールを設けることで、だんだんブレが少なくなっていきます。

そしてなにより、ツイッターが楽しいのです。

楽しいと思えることがいちばん大切です。

2 暗すぎない体験談

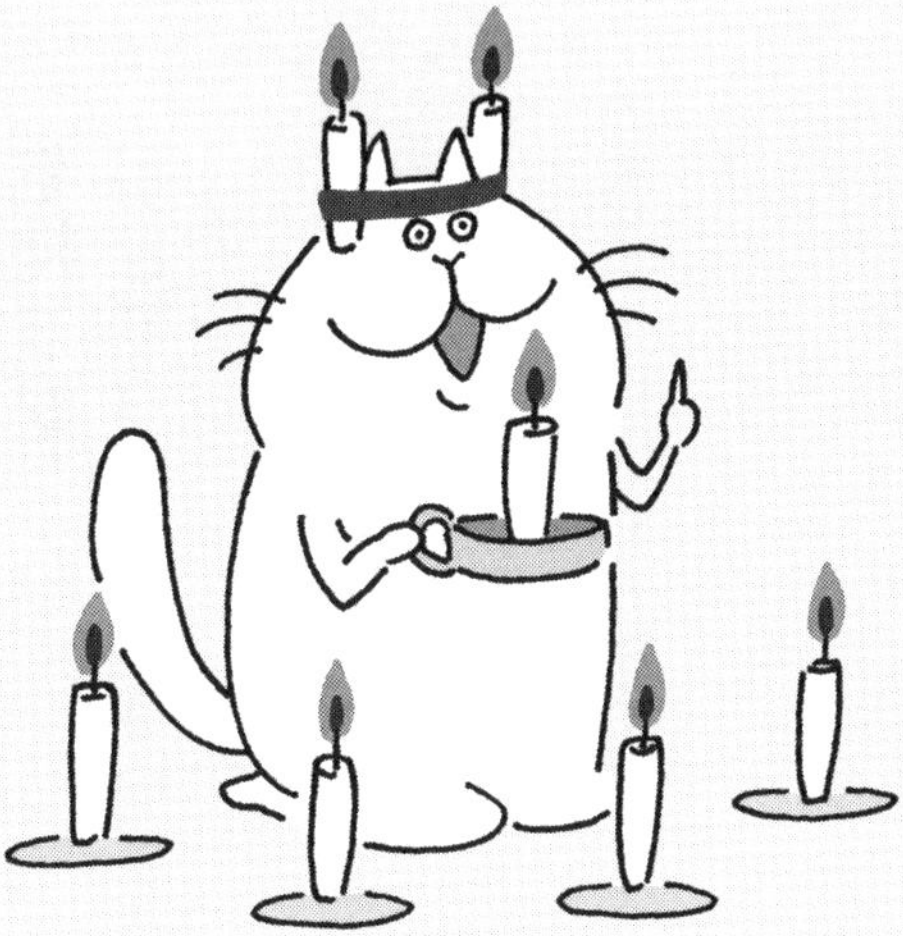

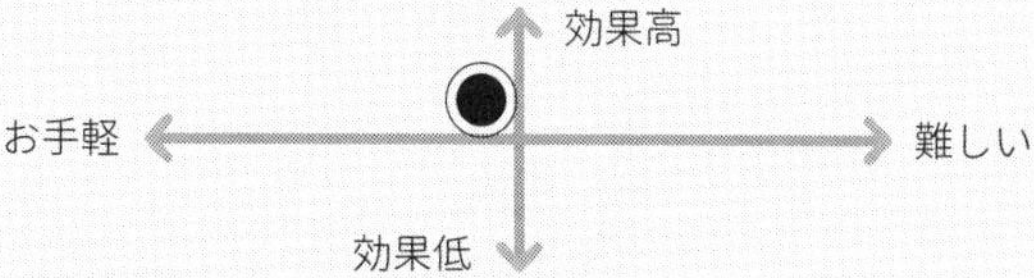

【効果】★★★☆☆

【手軽さ】★★★☆☆

【おすすめ度】★★☆☆☆

【長所】	【短所】
自分の立ち位置を認識できる	暗すぎると、気持ちが引きずり込まれる

暗すぎない体験談
↗効果高
↗お手軽

気持ちが引きずり込まれないように注意

ネガティブなものを見ると気持ちが落ち込むのは、きっとだれもがわかっていることだと思います。

芥川賞作家の金原ひとみさんも、ご自身のうつ病経験を振り返って、次のように語っています。

「『蛇にピアス』で書いたのも、結果的にはそういうことでした。生きていくためにピアスやタトゥーをいれたのに、逆に落ちていく。死ぬ気力もなくなって、落ち込んでいく惹かれるものにのめり込んでいった結果、生きる実感が取り戻せなくなったという話でもあります」(3)

うつ病経験者なら、非常に共感できるコメントではないでしょうか？

私も現実がつらいと思いながらも、なぜか暗い体験談に惹かれていってしまう時期がありました。

おそらく、自分と同じ環境の人を見ることで安心してしまうんでしょう。しかし、金原ひとみさんがおっしゃるように、それを続けていると生きていく実感が取り戻せなくなっていきます。

不幸な環境に心がすっかり慣れてしまって、むしろ幸せな環境を遠ざけようとするんですね。

ネガティブなものに触れると、心がどんどん暗くなっていく……これは体験的にわかっていることですが、私たちが強く思い込んでしまって副作用を強く起こしているパターンも考えられます。

医学の世界では、プラセボ効果の反対の**「ノセボ効果」**というものが存在するんです。

暗すぎない体験談
⤴効果高
⤴お手軽

思い込みで薬の効果が生まれるプラセボ効果はほとんどの人に馴染みがあると思うが、タイトルにあるノセボ効果は馴染みが薄いかもしれない。これはプラセボの逆で、何も入っていない偽薬でも投薬を受けたと思うだけで、副作用が出ることを指す。従って、新しい薬剤やワクチンの治験では、プラセボ効果と共に、ノセボ効果が同時に調べられている。(4)

あくまで医療の話ですが、現実の世界にも十分通用する考え方ですよね。

いま現在、幸せな環境にいる人でも、毎朝鏡に向かって「自分は不幸な人間だ、生きる価値もない」と言い続けていると、本当にそんな気持ちになるはずです（絶対にやらないでください！）。

人間は意外と単純で、ずっと刷り込まれてきた考え方にすごく影響されるんです。

めちゃくちゃイケメンに生まれてきても、親から「あなたはすごくブサイク」と言われ続けていると、自分の顔がコンプレックスになるはずです。

みなさんも、似たような経験をしたことはありませんか？

それでも、当事者視点で書かれた体験談は重要です

客観性に乏しく、主観MAXな文章になりがちな体験談。しかし、**体験した人にしかわからない世界はたくさんあります。**


精神科医や臨床心理士は専門家ではありますが、経験者ではないことが多いですよね。

もちろん、うつ経験者には見えていない部分を専門家の視点で見ることはできるでしょうが、専門家といえども、経験していないならば素人と変わらない部分もあるわけです。

特に、「私はこうやってうつを乗り越えた」という話は、経験者にしか書けません。当たり前の話ではありますが、重要なポイントです。

人は「何が書かれているか」よりも「だれが書いているか」を重要視してしまうもの。

これは、ブロガーという世界で生きている私は強く実感しています。

匿名で顔も伏せて活動していた時期と、実名で顔を出して活動している時期とでは、コンテンツの評価のされ方がまったく違います。

もちろん、つねに読者のためになる発言を心がけてはいますが、「実名顔出しというだけで」評価が上がっているなと感じることは正直あるのです。

みなさんもおそらく、無意識に「だれが書いているか?」を意識しているのではないでしょうか。たとえば、「日本の経済はこれから衰退する」という発言を、「うつ病ブロガーの私」がするのと「経済学者」がするのとでは、説得力がまるで違いますよね。

つまり、**「うつ病経験者が書いている」というだけで、そのコンテンツには価値が出てくる**わけです。私はもっともっとネット上にうつ体験談が増えていくべきだと思っています。

自分には情報発信をするような経験も価値もないと思っている人が大勢いて、やる気はあるけれど自信がないという方もたくさんいます。

そんなことはありません。いや、**自分に自信がないからこそ、自信がない人に刺さるコンテンツが書ける**んです。

うつ病で自信がない人に向かって、世界の大富豪が「世の中はお金じゃないよ」なんて言ってもまったく響かないでしょう。

それよりも、「自信がないなりに、この世界をどうやって生きていくか考えてみた」といったコンテンツのほうが十分に価値を持つはずです。

ただ1つの懸念点は、自信がないからこそ、自分を傷つけるようなコンテンツを量産し

暗すぎない体験談
⤴効果高
⤴お手軽

てしまうところ。先ほど「ノセボ効果」について説明しましたが、連鎖的に不幸な人たちを生み出してしまう危険性には注意が必要です。

ネガティブになりそうな情報は、迷わず遮断！

体験談は重要だと言っておいてなんですが、生きていくうえで**見ておかなければいけない情報なんて、この世にはほとんどありません。**

命に直結するような災害情報や気象情報などは見ておくべきでしょう。

ですが、私のこの本も含め、ほとんどのものは見なくてもあなたは生きていけますし、見逃したところで不幸になることもないでしょう（でも、できれば読み続けてほしいです……（笑））。

だからこそ、**情報は遮断しちゃっても大丈夫**です。私はネットで活動しておきながら、他人の情報はほとんど見ていません。見ても見なくても、最終的に選択するのは自分です。むしろ、余計な情報を取りすぎて**頭の中がメタボリックシンドロームになるほうが問題**だと思います。

私は体験談や当事者の話を重要視しながらも、読後感がネガティブになりそうなものはどんどん遮断していきました。**その選択のおかげで、頭の中にゴミがたまりにくくなって回復のスピードを速めた**と今なら思えます。

寝る

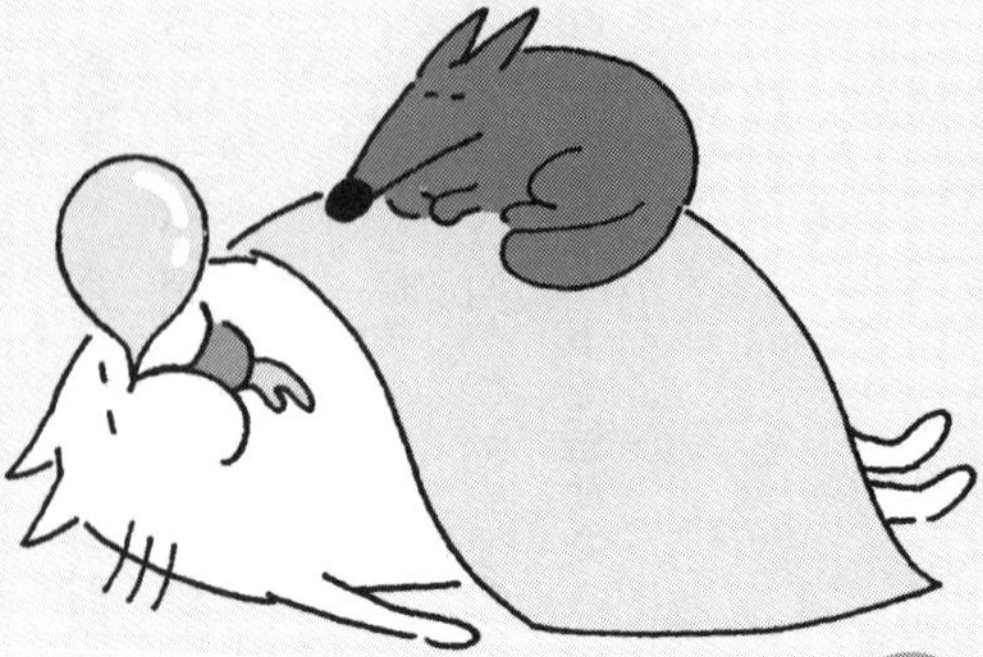

3

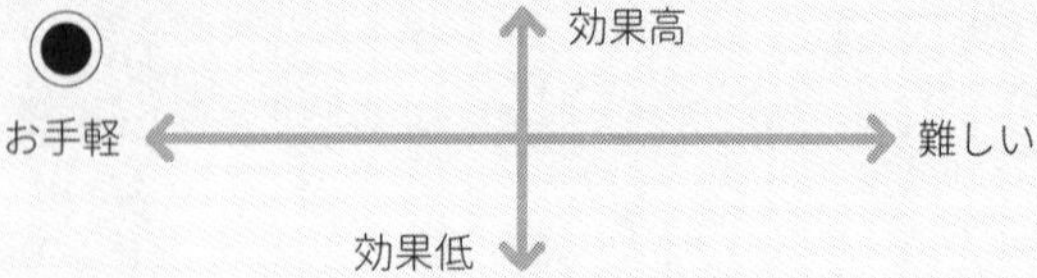

【効果】 ★★★★☆

【手軽さ】 ★★★★★

【おすすめ度】 ★★★☆☆

【長所】	**【短所】**
手軽に頭が スッキリする	生活のリズムが 崩れるおそれが

暗いことを考えがちな頭をリセットできる

うつ病と一口に言っても、たくさんのタイプがありますよね。たとえば人によっては、旅行に行けるタイプの人もいるんだそうです。

それ自体は、まったく悪いことだとは思いません。**本人が楽しいと感じることが重要**ですから。

しかし、どんなうつ病にも共通するであろう点があります。それは**「ぐるぐる思考」**。ネガティブなことを考え出すと止まらなくなって、どんどん不安感が強まってしまう……そう、みなさんもよく知っているあの悪魔の時間です。

ぐるぐる思考に対して、最も即効性のある対処法は「寝ること」です。なぜなら、思考を強制終了することができるから。

寝る
⤴効果高
⤴お手軽

しかも、「適切な時間に眠れなくなる可能性がある」以外は、これといって副作用のない薬です（笑）。

一説によれば、「1人の人間が1日に思考する回数は約7万回で、そのうちの8割はネガティブな思考をしている」のだそうです。

そもそも、なぜ私たちはこんなにネガティブなのでしょうか？

私の持論を少しお話しします。私たちのご先祖様をたどっていくと、いまサバンナで暮らしている動物たちとそれほど暮らしぶりは変わらなかったはずですよね。

現代の私たちよりは身体能力が高いはずですが、現代の格闘技選手よりは弱いかもしれません。その程度の能力で、サバンナで暮らしていくには「ネガティブにならざるを得ない」と思うのです。

私たちの先祖は、サバンナで熟睡できなかったはずです。なぜなら、「ガサガサ！」という草の音にもしっかり反応していないと「命にかかわるから」！
肉食動物が目の前に現れたら、ほぼ終わりでしょう。

ポジティブで能天気だった先祖たちは、おそらく食べられて死んでしまっています。ネガティブで警戒心の強い先祖たちだけが生き残り、子孫が繁栄していったのでしょう。

であれば、脈々と「警戒ネガティブ精神」が受け継いでこられているはずです。現代の私たちは眠っていると襲われるなんてことは、よほど運が悪くない限りは起こりません。戸締まりをしっかりしているならば、ぐっすり眠ってもよいはずです。

なのに私たちは、過去の後悔や未来の恐怖に思いを馳せてしまいます。それが無駄だとわかっていても。

だから、私たちがネガティブであることは、ある意味しょうがないのではないかと結論づけています。これはもう、先祖のせいですよ……（笑）。

ネットでは「寝逃げ」という言葉もある

「寝逃げ」とは、その名のとおり、寝るに逃げることです。現実逃避の方法としてはアニメやマンガを見ることも良いですが、話に集中できなかったりするんですよね。現実逃避の意味をはらんでいるので、「寝逃げ」というネーミングなのでしょう。

一方、個人的に危険だなと思っているのは、昼間なのに、睡眠導入剤を飲んで寝てしまおうとする人がいることです。

なかには、夜に飲む睡眠導入剤を昼間に飲んで寝逃げに使っている人もいました。寝ると嫌なことを忘れられるし、時間が過ぎ去ってくれるので気持ちはわかるのですが、処方された薬は適切に使わないと危ないと思います。

唯一の副作用、寝すぎによる生活リズムの乱れは深刻

昼寝は単に「逃げる」目的だけではありません。**仕事の生産性を上げてもくれる強い味方**です。しかし、長すぎるとやはりダメです。

1時間以上の昼寝は、夜の眠りを浅くします。また、午後3時以降に昼寝をしてしまうと、夜になってもなかなか眠気が訪れません。昼寝をするなら、午後3時までの間に30分程度にしておきましょう。長い昼寝は不眠の原因になり健康を損ねますが、短い昼寝は集中力を高めたり健康増進につながったりするようです。(5)

まだうつが回復していなかった時期、**私の昼寝は3時間を超えていました**(笑)。それはもはや昼寝ではなく、睡眠ですよね。

そしてこれが問題で、夜眠れなかったり、生活リズムが完全に崩壊してしまいました。

寝る
↗効果高
↗お手軽

夜中の3時に目が覚めて朝方までゲームをし、昼間に眠るなんてこともザラ。体重の増加、肌荒れ、イライラ、つねにボーっとする……といった、まったく生産的でない日を過ごす日ばかりでした。

なによりも、「眠ることすらちゃんとできない自分」に腹が立ってしかたがなかったのです。

個人的には、睡眠リズムの崩壊で最も深刻なのは体に起こる不具合ではなく、精神的な問題ではないか、と考えています。

体に悪いのは言うまでもありませんが、とにかく自分を責めてしまうのです。

いずれにしても、**生活リズムの崩壊は心の崩壊につながることがわかった**ので、ここだけは絶対に崩さないようにしなくてはいけないと、今でも心に強く誓っています。

4 ハーブティー

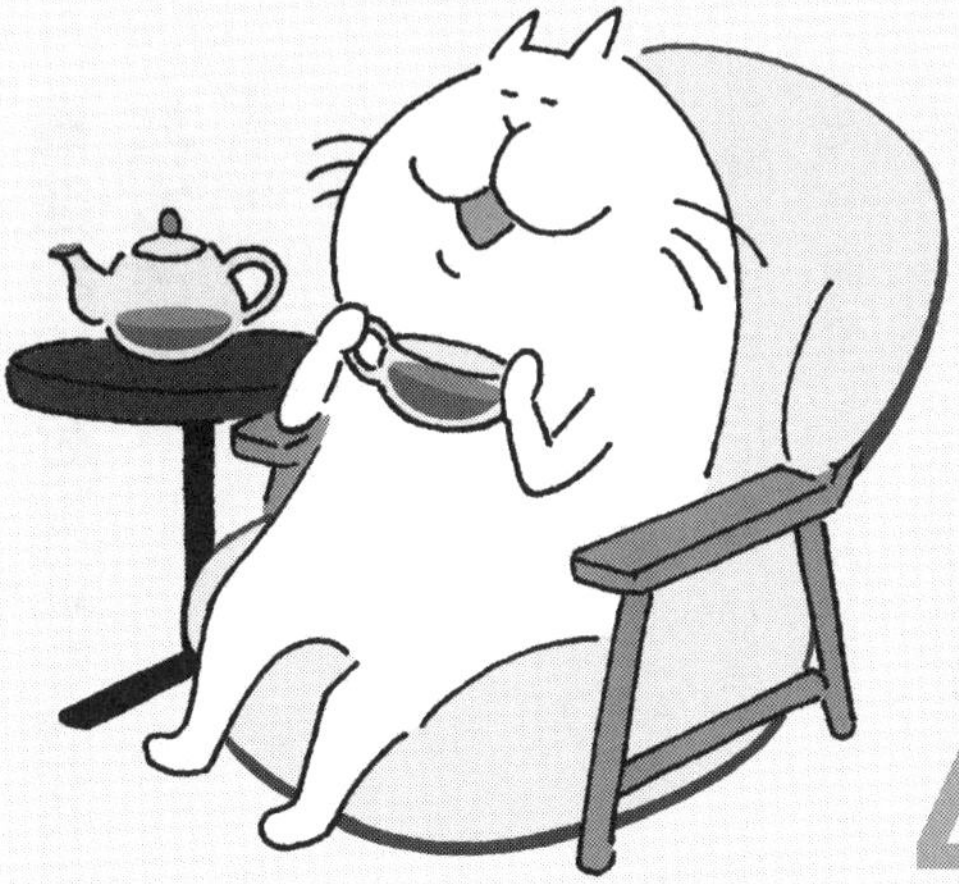

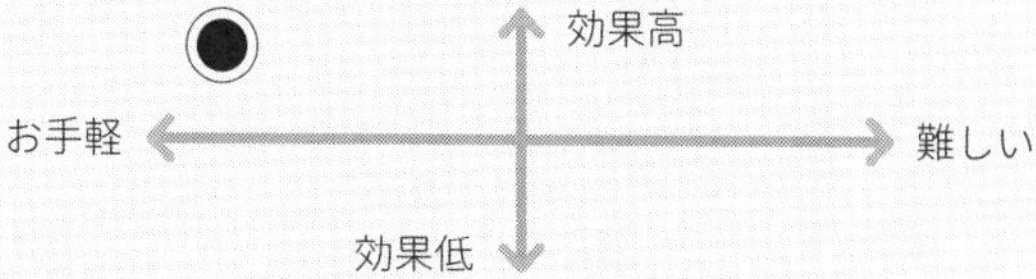

【効果】 ★★★★★

【手軽さ】 ★★★★☆

【おすすめ度】 ★★★★☆

【長所】	【短所】
ホッと落ち着く時間がつくれる	お湯を沸かす手間がかかる

ハーブティー

⤴効果高

⤴お手軽

自律神経を安定させることで、根本改善

うつ病になると、運動不足&生活リズムの乱れにより、自律神経のバランスが崩れます。昼間に眠かったり、夜に眠れなかったりするのは、まさに自律神経が上手に働いていないからと言ってもいいでしょう。

自律神経には2つの種類があります。心や体を活動的な方向へと促すのが交感神経、そして興奮した精神や肉体を安らぐ方向へ調整していくのが副交感神経です。人間の体は、この交感神経と副交感神経のバランスがうまく取れている状態がベストコンディションだとされています。(6)

私は自律神経を整えるためハーブティーを飲んでいますが、これがすごく効果的でした。**朝シャキッと起きられるようになったし、夜の眠りも深まった。そして、中途覚醒が起こらなくなった**のが何よりうれしいことです。

普通に眠れるって、これほど幸せなことだったのかと実感しましたね……。

抗うつ薬は必要なものですが、対症療法なのでうつがひどく出ているときにしか効果を発揮しません。

いや、正確には効果を実感しにくいと言ったほうがいいかもしれません。

私は、過去にツイッターで「うつ病は薬だけで治ると思いますか？」とアンケートを取ったことがあります。１５００人から回答をいただき、96％が「治らない」と回答しています。

私の経験からしても、**抗うつ薬「だけ」では厳しい**と感じています。抗うつ薬は最初のベースを作ってくれるという重要な役割を果たしますが、そこから先は

- 生き方、考え方を改善する
- 生活リズムを改善する

ハーブティー
↑効果高
↑お手軽

など、自分で努力する必要があると私は感じています。ここをサポートしてくれたものの1つがハーブティーだったわけです。

薬以外で効果を感じられたものがハーブティーだけだったので、ブログで紹介(https://hr-diary.com/ment)したところ、読者さんからも「飲んでよかった」との声を多数いただきました。

自分の好きな商品に触れてもらえて、報告コメントが届く——これもまた、ブロガーの醍醐味の1つです。

実はみんな、体が冷えすぎている

体の冷えをなめてはいけません。私はうつ病になってから冷え性に悩まされるようになりました。これはどうやら私だけではないようで……。

冷えの専門家でもある東京有明医療大学教授の川嶋朗先生は、「冷えとうつ病」について次のように指摘されています。

〜〜〜〜〜〜〜〜〜〜

私が診たうつ病の患者さんたちは、ほぼすべての人が体に〈冷え〉を持っていました。〈冷え〉はうつ病の原因のひとつです。これもまた、医学的論拠に欠ける発言で申し訳ないのですが、やはり私が経験的に実感している事実です。(7)

〜〜〜〜〜〜〜〜〜〜

うつ病がそもそも医学的論拠に欠けているので、しかたないと言えばしかたがないですね……。ただ、自分がうつ病になってから冷え性になったことを考えると、どうしても納得してしまいます。

実際、**ハーブティーを習慣にしてから冷え性もだいぶ良くなり、うつ症状が軽くなっていった**こともこの説を裏づけています。

ハーブティー
⤴効果高
⤴お手軽

「でも、冷えは女性特有の症状では？」
と思った方も要注意です。**男性の私たちも体が冷えていると言われています。**

日本の男性たちは、〈冷え〉に対してあまりに無防備です。〈冷え〉は女性特有の症状だと思いこみ、自分の体の〈冷え〉については無関心なのです。

体にたっぷりと筋肉がついている若い時代はともかく、運動不足でストレスにさらされている男性たちの体は、本人が想像もつかないくらい、冷えています。

その〈冷え〉が血液を汚し、体の機能を低下させ、慢性的な症状をよんで、病気へいたります。がん、糖尿病、脂肪肝、動脈硬化、高血圧、胃炎、肝炎、腎盂腎炎などなど……。(7)

言われてみれば納得……ではないでしょうか？　運動不足は私も身につまされる思いです……。

うつ病になると簡単な運動……たとえば、**散歩ですらも重労働**になります。さらに自宅でも、精神的に疲れているとベッドから出る気力がわきません。そりゃもう、普通に健康な人の何十倍も運動不足と言えるでしょう。

(念押ししておきますが、冷えとうつ病の関係については、現段階では科学的に証明されたものではありません。)

気持ちをリラックスさせることができる

「お茶を飲んでホッとしている人」をイメージしてみてください。そのお茶は温かいですか？　冷たいですか？

おそらく、ほとんどの人が温かいお茶をイメージしたと思います。

冷たいお茶は夏にグイーっと飲み干すイメージ。温かいお茶はほっと一息なイメージで

ハーブティー
⤴効果高
⤴お手軽

すよね。そのイメージどおり、**私たちは温かいものを飲むと落ち着きます**。

冷たいものと違って、体の中にスーッと入っていくのを感じることができるんですよね。ポカポカしてくると、心まで温かくなったような気分になります。

そして**ハーブティーのように香りが良いものだと、リラックス効果がある**ことも最高です。

「ああ……いい香りだなぁ……好きだなぁ……」と思いながら飲んでいると、自分が少し**優雅な上流貴族になったような気分**になれますよ（笑）。

冗談抜きで、一時的にではありますが、この**「非日常感」**を私は大事にしています。

現代はネットでつながりやすい世界になりましたが、同時に「一人の時間」を確保しづらいことも事実。

「自分は引きこもりだから、ずっと一人の時間ですよ」という人も、スマホやパソコンを使って何かしらの情報にずっと触れているはずです。

だからこそ、ハーブティーを飲むことだけに集中する――**「いまここ」に集中することはマインドフルネスの一種なので、ストレス解消効果も高い**んですよ。

これはある種の現実逃避ともいえるかもしれませんね。過去の後悔も未来の不安も、ハーブティーを飲んでいるときは忘れることができますから。

「眠りスイッチ」をオンにできる

寝つきが悪い人におすすめしたいのは、**「これをしたら寝る」という行為を決める**ことです。

私の場合、「これ」がハーブティーに当たります。「ハーブティーを飲んだあとに歯磨き

ハーブティー
↗効果高
↗お手軽

をしたら、あとは寝るだけ」という**ルーティーンを決めてから、自然と眠くなるようになりました。**

1 ハーブティーを飲む
2 歯磨きをする
3 寝る準備をする
4 寝る

私が飲んでいるハーブティーそのものに、副交感神経を高める効果があることもあるでしょうが、**「眠気スイッチをオン」にしている効果は高い**でしょう。

ちなみに、私が愛飲しているのは、MENT株式会社のメンタルケア専用ハーブティーです（https://item.ment.life/company/）。

人間は、良くも悪くも習慣に縛られる生き物です。これについてはうつ病を経験した人なら、「ネガティブな不幸スパイラル習慣に縛られている」ことがよくわかるはずです。

眠れない日々も、ある意味では習慣。悪い習慣は良い習慣に変えてしまいましょう。

ちなみに、**習慣化のコツは「今日だけやってみよう!」と意識すること**です。

やりたくなくても、とりあえず今日だけやる。
明日のことは明日考える。
明日になったらまた、今日だけやる。

これを繰り返しているうちに、「今日だけやる」に対してエネルギーがかからなくなってきます。
気づいたらいつの間にか続けていた……という状態になるでしょう。それが習慣です。

ハーブティー
⤴効果高
⤴お手軽

愛犬

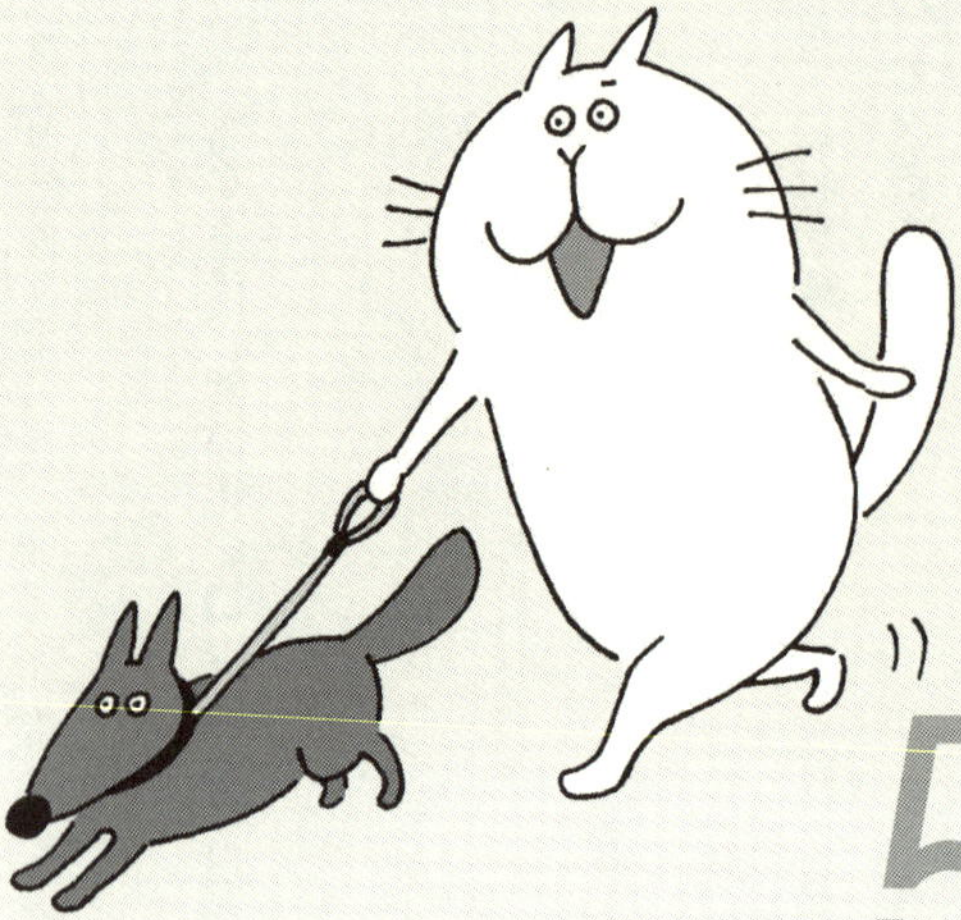

5

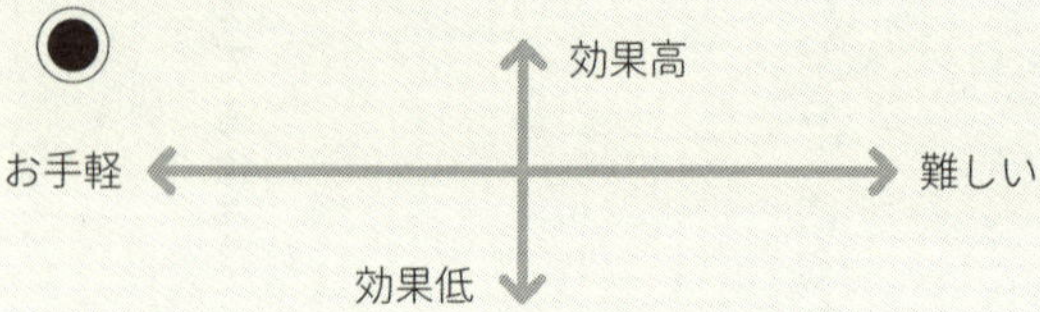

【効果】★★★★★

【手軽さ】★★★★☆

【おすすめ度】★★★★★

【長所】

人間と違って
裏切らない

【短所】

自分より先に
旅立ってしまう
確率が高い……

犬と接すると、幸せホルモンが出る

2013年にはイギリスで「犬と暮らす高血圧の飼い主の血圧が低下した」という研究結果が報告されており、最近では、犬と接するとオキシトシンという、ストレスを軽減する俗称「幸せホルモン」が分泌されることも広く知られるようになりました。(8)

この件に関しては、研究するまでもないでしょう！と言いたいところですね。犬が苦手だという人以外には、めちゃくちゃ効果があると思います。

ペットショップに足を運ぶと、子どもからコワモテの大人の男性まで、**みんなフニャフニャの顔になっているの**を目にします。

愛犬
↗効果高
↗お手軽

「普段なら、絶対にこんな声を出してないだろうな〜でも気持ちはすごくわかるな〜」とちょっと違う楽しみ方をしてしまう私です（笑）。

もちろん、**犬以外の動物でもなんでもＯＫ**だと思います。

これは私の持論ですが、自分が動物の世話をするという行為そのものにも、うつ治療効果があると思うんですよね。

うつ病になると仕事も遊びもできなくなるので、「自分はこの世に必要な存在なのか？」と自分を責めてしまうもの。

ペットショップで売られている動物たちは、野生で生きていくすべはおそらくありません。人間がいないと生きていけないのです。

たとえ、飼い主がうつ病だったとしても、そのペットにとっては命をつないでくれる存在。親です。

そういった責任感を与えてくれるのも、ペットの存在意義ですよね。あまり負担になりすぎるとかえってマイナスになるので、難しいところではありますが。

家族と住んでいる人は、世話の負担を分散できるのでオススメです。

100%の愛情を返してくれるのはペットだけ

私は悲観論者ではありませんが、人は人を簡単に裏切ることをよく知っています。

「裏切る」という言葉を使うと壮絶なものを想像しがちだと思いますが、日常生活の中で簡単に裏切ったり裏切られたりしているわけです。傷つくこともあれば、傷つかないこともあります。


では人はなぜ、人を裏切るのか。それは、自分のことしか考えていないからです。そしてペットよりも複雑な生命体なわけです……みんな生きる目的がバラバラ。たとえ家族でも、向いている方向はみんな違うのです。

その点、ペットはどうでしょう？

- 飼い主に好かれたい
- ごはんを与えてもらいたい
- 遊びたい

ほぼ、それだけで生きています。私たち人間には知能があるので、「ペットはそれだけの人生で楽しいのだろうか……」なんて想像してしまいがちですが、彼らはそれ以外に生きる楽しみを持っていません。

人間よりも知能が低いので、低次元な欲求しか理解できないのかもしれません。

少し冷徹な言い方になっていますが、これは幸せなことだと私は思います。**現代人の心**

が病んでいるのは、豊かになり、選択肢が増えすぎたことも1つの原因だと思うのです。

だから逆に、選択肢が少ないペットのことをうらやましく思ってしまうときもあります。

人間よりも知性が低く、周りの目を気にすることもないペットは、こちらが与えたものに対して全力で喜んでくれます。

その純粋な心に、私の汚れた心は浄化されていきました。

「ごはんを用意したよ。食べてね」と言って差し出すと、うれしそうに駆けずり回って飼い主の顔を見るのです。

ごはんを食べることが当たり前になっている人間は、テレビを見ながら真顔で食べ続けます。自分がごはんを作る身だとしたら、どっちがうれしいかは言うまでもないでしょう。

愛犬
⤴効果高
⤴お手軽

飼い主の精神状態をだれよりも把握できる

うつ病はつねに沈んでいる病だと思われがちですが、実際はそうではありません。本当に何もできないときもあれば、ちょっぴり元気があるときもある。

しかしその「差」は、うつ病ではない人には理解することのできないほど小さな範囲です。

家族や周囲の人間は、私が少し元気になったところを見せると、これまでの時間を取り戻すかの勢いで絡んでくることがあります。こちらがまだ、ちょっと凹み気味であることも知らずに……。

ペットは人間のことをよく見ています。**微妙な差異を嗅ぎ取って、その人がだれともかかわりたくないときはしっかりと距離を取ってくれます。**

気づいたら、いつも近くにいるはずなのにいなかったり。

様子が気になって近づいていくと、すごくうれしそうにしっぽを振りながらも、こちらの様子をうかがっています。

その様子がかわいすぎて、心が癒やされるんです。

私を必要としてくれながらも、絶対に邪魔しないようにしている——こんなにけなげな存在はほかに知りません（笑）。

6 YouTubeを見る

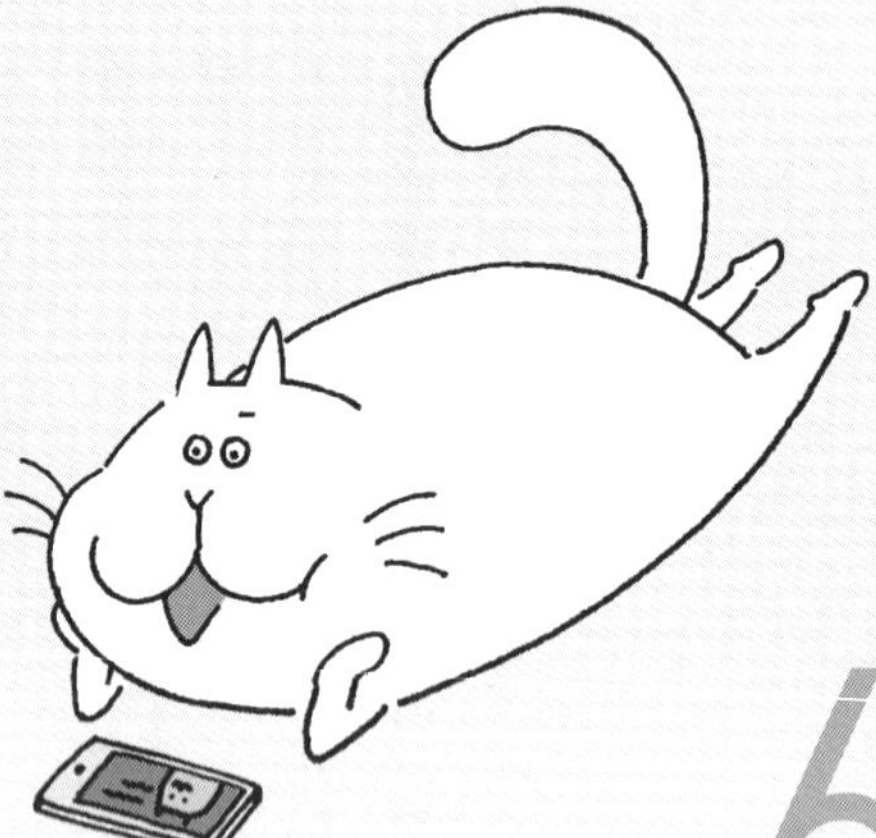

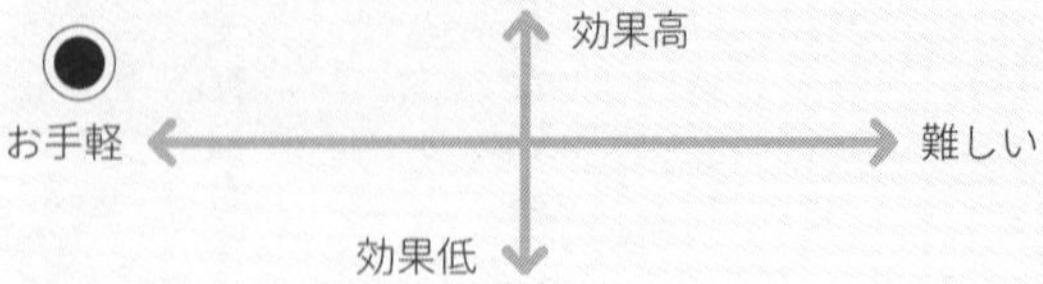

【効果】 ★★★★☆

【手軽さ】 ★★★★☆

【おすすめ度】 ★★★★★

【長所】	【短所】
スマホで いつでもどこでも 見られる	クオリティが 低いので 飽きやすい

メンタルヘルス影響度調査で、SNSの中で唯一ポジティブな結果が

若者のメンタルヘルスへの影響が最も良いと評価されたのはYouTube。不安や憂鬱さ、孤独感などを紛らわせるという点で高い評価を得たYouTubeにとって、大きくマイナスなのは睡眠不足を引き起こしやすいという点のようです。(9)

ツイッター、フェイスブック、インスタグラムなんかに比べると、**YouTubeは他者とのかかわりが非常に薄い**んですよね。配信者と視聴者という間柄しかなく、コミュニティ的な要素はコメント欄にしか存在しません。

コメント欄は**荒れまくってカオス**になることが多いですが、スマホで見ている分には結構下にスクロールしないとコメントは出てこないんですよね。なので、**無意識に余**

YouTubeを見る
⤴効果高
⤴お手軽

分な情報が入ってくることがありません。

ここが、ポジティブな結果につながっているのではないかと思います。

その他SNSの「リア充自慢」を見てモヤっとした気持ちは、自動的に蓄積されていってるんですよね。

それに、YouTubeは自然体な動画が多いんですよ。リア充アピールのフェイスブックやきれいな写真を何枚も載せるインスタグラムと違って、作られた感が少ない。もちろん、苦労して自然体を演出している可能性は否めませんが。

友達のホームビデオを見ている感覚なので、うつ状態のときに見てもあまりつらい気持ちにならないのかもしれません。私もボーッとしながら見ていて、いつの間にか笑っている自分に気がつきました。

オススメのYouTuber

・HIKAKIN（ヒカキン）

「ブンブンハローユーチューブ」がおなじみの挨拶です。人柄がにじみ出ているので、傷つきやすい時期に見てもまったく問題なし。

YouTubeを普段見ない人でも、彼のことは知っているという人は多いですよ。テレビにも露出していて、名実ともに日本一有名なYouTuberと言ってもいいでしょう。

絶対に炎上しないことを心がけていると言っているだけあって、良くも悪くも安定の動画です。

細かいところは変化していますが、「サザエさん」のように毎回同じような流れで同じようなオチなので、安心した気持ちで見ることができます。

・兄者弟者

彼らはいっさい顔出しをしていません。魅惑の低音ボイスで、楽しみながらゲームをしているのが特徴。

汚い言葉を使わないので、こちらも安心して見ることができます。

友達とゲームをやっているような感覚になれるところが、非常に安心感を持てます。ゲーム実況といっても、ただ垂れ流しているわけではなく、しっかり編集がされていますし、1本30分前後なのでそれほど疲れることなく見ることができます。

ただ、FPS（ファーストパーソン・シューター）といわれるゲームのジャンルを実況していることが多く、グロテスクな表現がゲームの中で行われることがあります。それが苦手な人は向いていないかもしれません。

あまりにグロテスクな表現がある場合は、動画の冒頭部分で注意書きがされているので、そこはすごく親切だと思います。

また、彼らはYouTubeでラジオをやっているので、そちらも注目。低音ボイスの魅力で癒やされます。

・SUSHI RAMEN RIKU（すしらーめんりく）

高校の3年間をすべてYouTubeに捧げてきたという彼。大学生になったばかりの勢いで、バカなことを徹底的にやっています（ほめています）。

ほかのYouTuberと違って、**バカなことのクオリティが高い**という特徴があるんです。

たとえば、こんな動画があります。

・1500℃に熱した塩をスイカに流し込んだらどうなるか？
・爆弾でエビフライを揚げてみた
・50万Vの雷に撃たれてみた
・大量のペットボトルロケットで空を飛ぶ

などなど、準備に時間とお金がかかることをやっています。

タイトルからして、楽しそうで見てみたいなーと思いませんか？（笑）

私も書きながらニヤニヤしちゃってます。思い出し笑いです。

「夏休みの自由研究・超拡大版」といった感じでしょうか。そのあまりのバカバカしさと、想像を超えてくる結果にいつも驚かされます。

私は、爆笑して暗い気持ちが吹っ飛んでいくので、落ち込んだときによく見ています。

「『すしらーめん』と書いているからグルメがあるのでは?」と想像した方もいらっしゃるかもしれませんが、それはほとんどありません……(笑)。

現実逃避の中では、最も現実に近いコンテンツという強み

アニメやマンガは非現実的すぎるのと、コンテンツに触れている時間が長いという特徴

があります。

一方、**YouTubeは非現実感が薄く、コンテンツに触れている時間が短い。**30分なんて長時間動画なほうで、10分や15分のものが多いです。

これは、うつ状態の私にはすごくよく作用してくれました。

現実ではないけれど、非現実的すぎるわけでもなく、サクサクと世界を移動できる。

非現実世界は苦しくなくて楽しいんですけど、現実に自分を引きずり戻す行為が、めちゃくちゃ苦しいんですよ……。

癒やされて傷ついてを繰り返してプラマイゼロ……いや、むしろ現実に引き戻されるときのショックが大きくてマイナスだったかもしれません。

ともかく、YouTubeの動画は精神にバランスの良いものだなぁと個人的には感じているところです。今でも毎日のように見ています。

YouTubeを見る
↗効果高
↗お手軽

7 趣味に没頭する

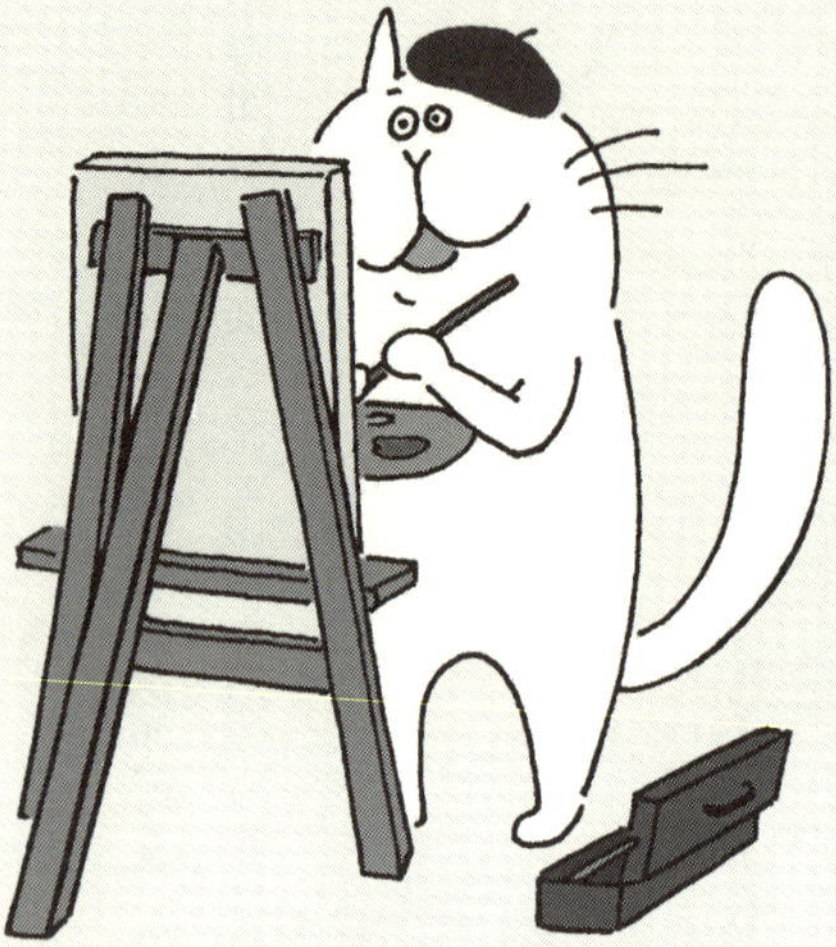

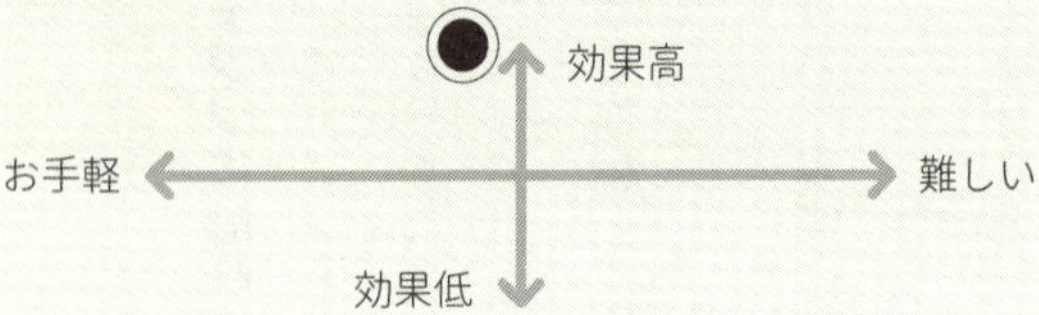

【効果】★★★★★

【手軽さ】★★☆☆☆

【おすすめ度】★★★★★

【長所】	【短所】
前向きな考えになりやすい	趣味によっては、お金がかかる

うつ状態が強いときは、趣味もつまんないのは当たり前

趣味について語る前に、ちょっとだけ注意事項的なものを入れようと思います。

うつ状態が強いときは、趣味どころか食事やお風呂に入ることすら気力が湧いてきません。

何をやってもダメなんです。ガソリンが切れた車と同じように、エンジンがかからなければアクセルを踏んでも進みません。

ですから、**「趣味に没頭しなきゃ治らないんだ……」と自分を責めないでほしい**のです。

趣味以外にも言えることですけどね。

うつ状態が強いときは、薬を飲んでしっかり休むしかありません。

趣味に没頭する
⤴効果高
⤴お手軽

私も、つねに趣味を楽しんでいるわけではありません。やる気が出ないときもあります
し、なんだか嫌いになってしまったような気持ちになることもあります。

雨が降ったり気圧が急激に下がっているときなんかは、体調が悪くなりがちなので寝ていることもありますから。

テンションが上がらないときに、無理にやろうとして楽めないことが最もよくないです。
きっと、そのときにやりたいことは「休むこと」なので、体の欲求に素直に従いましょう。

「寝ることが趣味」という考え方も大いにありだと思いますよ。気持ちいいですもんね、ふかふかのふとんに潜り込んでじーっとしてるの……（笑）。

うつ病でも、趣味に没頭できるタイプもいる

昨今、「新型うつ病」という新しいタイプのうつ病が、巷でも話題になることがある。

新型うつ病の特徴としてよくいわれるのは、職場では調子が悪く、やる気がまったく出ないのだが、家に帰ると比較的元気で、自分の趣味のことなどには熱中して取り組めたりすることである。[10]

「新型うつ病」というのはマスコミ用語ですが、「非定型うつ病」、つまり従来とは違うタイプのうつ病として若い人に多いみたいです。

精神科医から正確に言われているわけではありませんが、私もこのタイプに近いのではないかと思っています。

「うつ状態でも、好きなことだったらやれる」というタイプもいれば、従来どおり好きなことだってまったく興味がなくなるタイプもいる。

趣味に没頭する

⤴効果高

⤴お手軽

「うつ状態だったら何も楽しめないはずだから、遊べるやつは偽うつ病だ！」なんて言う人もいますが、気にしなくて大丈夫です。

そもそも、本当にうつ状態かどうかもわからないじゃないですか。**すでに回復期 or 寛解期に入っていて、やる気も楽しめるパワーも回復しているかもしれない**のです。

私の趣味は、読書とブログを書くこと

私は、ほぼ毎日本を読んでいます（読書の良さについては、第2章でくわしくお話しします）。

そして、読むだけではなく書くことも好き。ただ読むだけでは、自分Aと自分Bが言いたい放題に自分の考えを述べるので、ファシリテーターのようなまとめ役が必要になります。

頭の中の登場人物は、2人が精一杯なのです。それ以上増やすと混乱してしまいます。なので、いったん記録に残して書き出すことで、3人目を外の世界に作ります。それがブログの役割です。

ブログは全世界に公開されるので、自分Aと自分Bの議事録を公開しているようなものです。見ていただくからにはわかりやすい形で公表したいので、ここでもまた頭を悩ませているわけです。

普通の人だったら、めんどくさいと思えるようなこの作業。でも、楽しくてしかたないのです。

ブログは最初こそ読まれはしませんが、続けていると少しずつ読まれるようになってきます。**ただ自分の思ったことを書き連ねているだけでも、好きだと言ってくれる人が着実に増えていく**んですよ。

うつ病になると、「自分なんて社会から必要とされていないんだ」と思ってしまうものですが、読者の方に支持されることで**「自分も社会の役に立っているのでは？」**と思えるようになるのです。

そして、私自身もだれかの思想や考え方に触れて生き方を変えてきた側面があるので、自分がだれかをポジティブな方向に変えることができたら、これほどうれしいことはないと思っています。

ただの趣味が、だれかの気持ちを軽くすることにつながっているのかもしれないと思うと、ますますやめられませんね。

8 深い呼吸

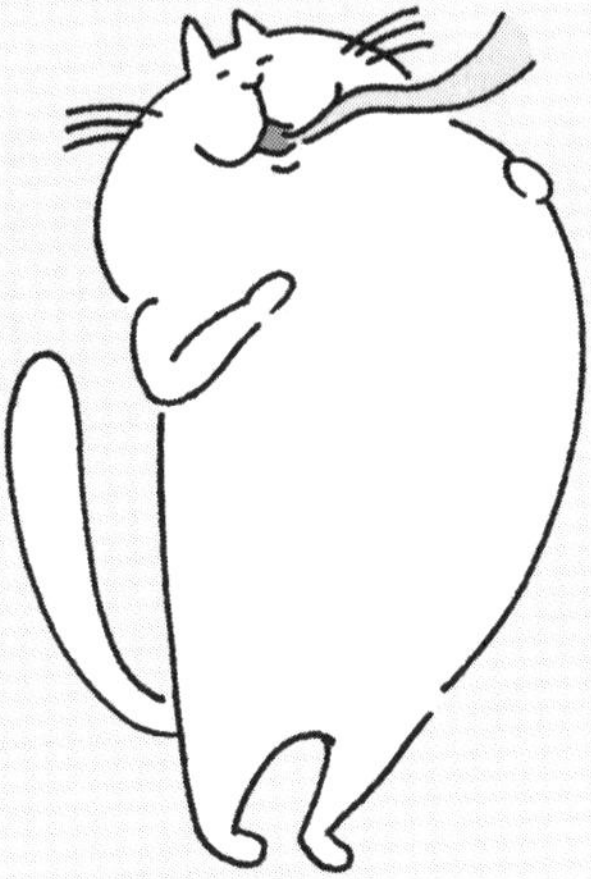

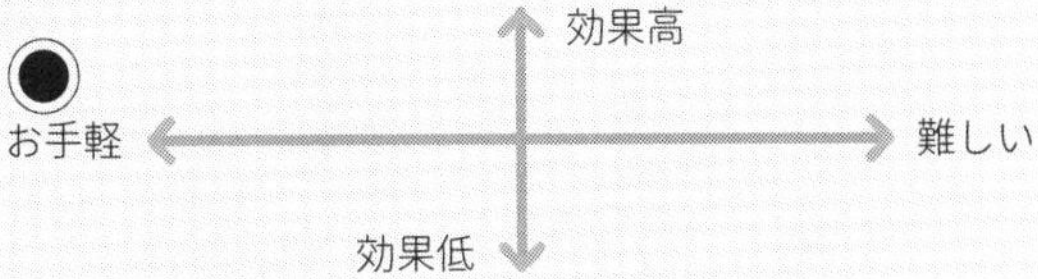

【効果】★★★☆☆

【手軽さ】★★★★★

【おすすめ度】★★★☆☆

【長所】	【短所】
いつでもどこでも、すぐにできる	忘れやすい

深い呼吸
↗効果高
↗お手軽

ネガティブな人は呼吸が浅い？

人は緊張や恐怖を感じると、呼吸が浅くなります。人前に立って何かを発表しなければならない場面を思い出してみてください。

ドキドキして、呼吸が速くなっていることがわかるのではないでしょうか？

扁桃体は、恐怖や不安といったネガティブな情動の中枢である。危険を感じたら回避行動を起こすことで命を守ろうとする。視床下部は、自律神経の中枢である。不安になったりストレスを感じると、呼吸が荒くなったり心拍数が増えるのは、扁桃体などからの信号を受けた視床下部が興奮するからである。(11)

ぐるぐる思考でネガティブまみれになると、呼吸が浅くなっていることがよくあります。

人は呼吸が浅いとさまざまなところに不調をきたすということが、専門家に指摘されています。

文京学院大学准教授の柿崎藤泰さんは呼吸リハビリテーションの専門家。病気で息が苦しい人に深い呼吸のやり方を指導する仕事だが、「最近は病気でもないのに、呼吸が浅い人が本当に多いですね」と話す。

それは、「息する力」が弱っているということ?

「そうです。呼吸が浅いといろいろな不調が生じます。逆に、呼吸が深くなるだけで不調が消えるケースも多いですよ」(12)

呼吸は人間の基本的な動作であるがゆえに、意識できていない場合が多いということでしょう。

深い呼吸
⤴効果高
⤴お手軽

鼻から吸う腹式呼吸

私は高校時代にボイストレーニングを習っていました。珍しいことに、学校にボイストレーニングの先生が来て、部活という形で成立していたのです。

歌うことが好きなのに音痴というかわいそうな才能を生まれ持っていたので、少しでも改善したかったことが入部の理由です。

その結果、どうにも才能がなかったのが、2年やって普通の人レベルになりました（笑）。いま思えば、先生は凄腕な方だったと思いますが、部活のコンセプトが「楽しくやりましょー！」というものだったので、真剣に歌手を目指すとか、うまくなるための場所ではなかったことが原因の1つかと思います。

……なんて環境のせいにしてみましたが、同級生はかなりうまくなったのでこれは言い訳ですね（笑）。

少し話がそれましたが、当時、ボイストレーニングで**「腹式呼吸」**を習いました。お腹から声を出す目的でしたが、これが今もすごく役に立っています。ええ、歌ではなく、リラックスで。

鼻から大きく息を吸うと、下腹部が膨らんできます。その後、**口からフーッと吐き出すと、モヤモヤした胸の内が少しだけ晴れた気分になる**のです。

自分の体にキレイな空気を入れて、モヤモヤしたネガティブな空気を外に吐き出すような感覚を意識すると、さらに効果が高いと実感しています。

「どうにも腹式呼吸がうまくできない……」という方は、まず**仰向けの姿勢からはじめてください**。私もボイストレーニングを習っていたときは、仰向けの姿勢から練習しました。仰向けの姿勢で何も意識せず呼吸してみると、お腹が自然と膨らむんです。その動きをしっかりつかんでみてください。

慣れてくると、どんな姿勢でもできるようになってきます。

深い呼吸
⤴効果高
⤴お手軽

外出先でストレスを感じたときにもオススメ

仕事の関係で、たまに電車に乗ることがあります。満員電車ではなくとも、人混みの中に自分を溶け込ませるのは、いまだに慣れない体験です。

私と人混みは、水と油の関係と言っていいほど混じりません。

- 足を広げている人がいる
- 見た目が不潔な人がいる
- 変な髪形
- 変なファッション

などなど、電車内で目を開けていても良いことはまったくありません。**そのようなスト**

レス情報は入れないに限ります。

「人間は9割、視覚から情報を得ている」と言われています。つまり、**私が感じているストレスは、目を閉じることで遮断することができる**んですよね。

そんなときは、好きな音楽を聞きながら、目を閉じ、腹式呼吸で自分を癒やしています。

ときどきいるじゃないですか。明らかに起きているのに、目を閉じて深い呼吸をしている人。おそらく、私と同じことをしていると思うんですよね。

ちなみに、**「通勤電車のストレスは、戦闘機に乗るパイロットより高い」**とされる調査報告もあります。

新たに公表された調査結果によると、帰宅途中でラッシュに巻き込まれた人は驚くほど強いストレスを感じるという。(中略)

深い呼吸
⤴効果高
⤴お手軽

この調査を行った心理学者の David Lewis は、125人の通勤者の心拍数および血圧と、トレーニング中のパイロットや警官のそれとを比較した。

その結果、通勤者の感じる不安は状況をコントロールできないためにいっそう悪化することがわかった、と同氏は述べている。

「機動隊員や戦闘機のパイロットは、目前の出来事によって引き起こされるストレスに対して何らかの対応がとれる。一方で、特に電車を使って通勤するサラリーマンは何の対策も打てない。両者の違いはそこにある」(Lewis)(13)

私は通勤時間帯に乗ることはほとんどありませんが、電車やバスといった移動は想像以上のストレスがかかっているということがわかりますね。

甘いものを制限する

9

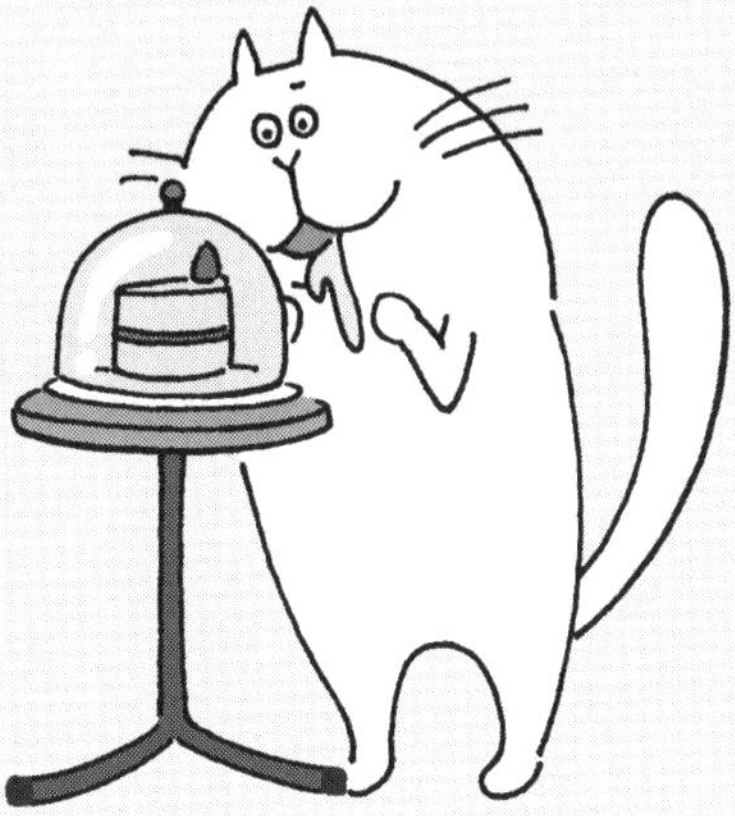

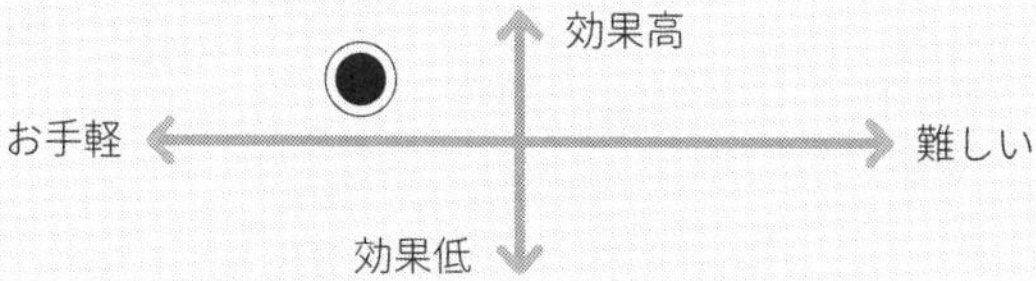

【効果】★★★☆☆

【手軽さ】★★★★☆

【おすすめ度】★★★☆☆

【長所】	【短所】
ダルさが取れる＆やせる	イライラしがちになる

甘いものを制限する
⤴効果高
⤴お手軽

うつになってから、甘いものが食べたくなった

私はどちらかと言うと、辛いものが好きだったのですが……うつ病になってから甘党に変わった気がします。

たとえば、ピザにタバスコをかけて食べるようなタイプだったのに、あんドーナツやホイップクリームが乗ったパンなど。それこそ、**女性とパンケーキデートもできちゃうレベルの甘党**になってしまいました（笑）。

不思議なことに、胸焼けのしやすさはまったく変わっていないので、体質が変わって甘いものが好きになったわけではなさそうです。

どうやら、「甘いものに含まれる何か」を私の体が欲しているのかも？と考えました。

甘いものを摂ると、抗うつ薬を摂取したときと同じ効果がある？

「前田クリニック」という診療所のサイトに、うつ病と甘いものについての関係性が指摘されていました。

糖分には、抑うつ感を和らげる作用があると言われ、インスリンが分泌されて、脳内のセロトニンが増加し、抗うつ薬を飲んだのと同じ効果が見られるという説もあります。中でも、チョコレートは脳内の神経伝達物質に作用し、気分をよくするとも考えられています。しかし、甘いものを食べて気分がよくなるのは一時的なもので、食べ過ぎによって体重の増加を招きます。(14)

身につまされる思いです……私も、口に入れる回数が一番増えたのが「チョコレート」ですからね。一緒に住んでいる母がチョコレート好きということも関係しますが、わが家にはいつもチョコレートが備蓄されていますし。

気がついたら、机にチョコレートを食べ終わった後の袋が散乱しているので、チョコレートは本当に恐ろしい……。

私が無意識でしている行動の中に、見事に溶け込んでいるんですよね。チョコレートだけに。

気持ちが楽になっても、太ることでまた落ち込む

チョコレートを食べることで一時的に気が楽になっても、体重はめちゃくちゃ増えます。

私はうつの急性期時代、55kgまで体重が落ちてほっそりしました。

そして現在はなんと、70kgを超えています……悲しすぎる現実に、70kgを超えてからは体重を測っていません。ええ、現実逃避ですよ（笑）。

体型なんてまさに、逆ライザップ。冗談っぽく書いていますが、私にとっては深刻な問題となっています……。

うつ病になる前に着ていた服はもう入りませんし、入ったとしてもパツパツになってし

まい、なんとも情けない体型があらわになります。

私は新しいもの好きでもあるので、全身をアプリで計測できる「ZOZOスーツ」も試しました。一度計測すれば、自分のサイズに合った服を絞り込み検索できるので便利です。小奇麗にしとかなきゃいけない程度のオシャレ感しか持っていない私には、店舗で買い物や試着をするのはハードルが高すぎるので助かっています。

しかし、見事に悲しい体型があらわに……。3Dモデルで全身が表示されるので、「うわぁ……おっさんの体型じゃん……」と感じざるを得ませんでした……。

醜い自分をさらしたくないので、外に出られなくなる

うつ病に限らず、家に引きこもることは体に良くないんですよね。**外に出て太陽の光を浴びるのは大事です。**

甘いものを制限する
↗効果高
↗お手軽

精神科に通っている方なら、必ず言われているはずです。「太陽の光を意識的に浴びるようにしてください」、と。

引きこもってしまうと、やることがなくてダラダラしてしまうので、体はさらに太っていきます。**無意識にチョコレートに手が伸びてしまいますし**（笑）。

甘いものを食べる習慣がつくことで太ってしまい、そして間接的ではありますが、外出が困難になるのは大問題です。先述したように、とにかく醜い体型となっているので、極力外に出たくなくなるのです。

当然、運動不足はうつ病の悪化を招きます。直接的ではないにしても、首こりや肩こりが起こると、だれだってうつっぽくなりますもんね。

私たちはストレスに耐えうる力が極端に弱くなっているので、なおさらそう感じるのです。

CHAPTER 2

効果高い 難しい

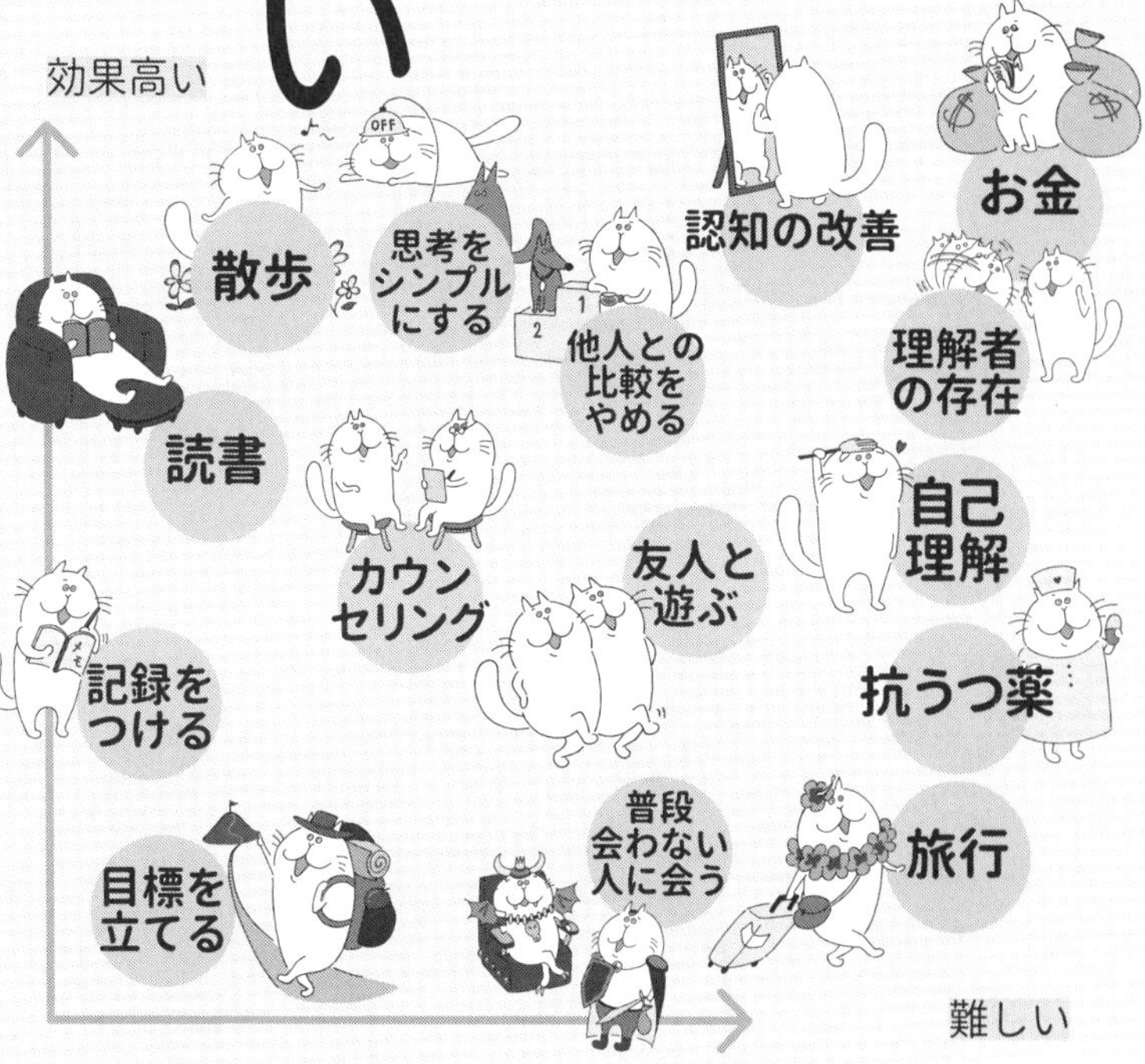
効果高い
難しい
散歩
思考をシンプルにする
認知の改善
お金
読書
他人との比較をやめる
理解者の存在
カウンセリング
友人と遊ぶ
自己理解
記録をつける
抗うつ薬
目標を立てる
普段会わない人に会う
旅行

読書

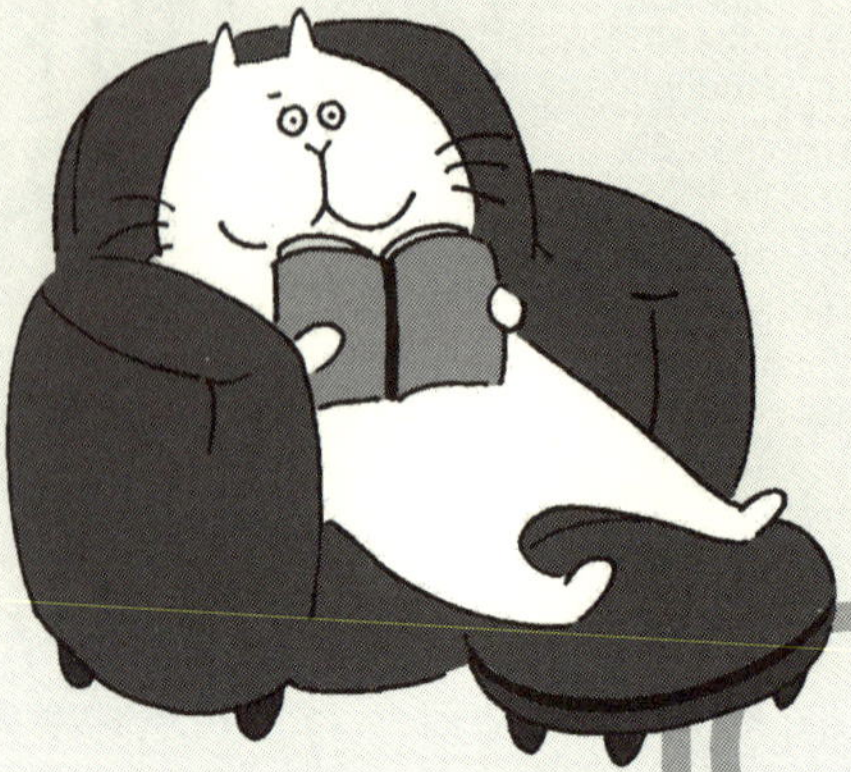

10

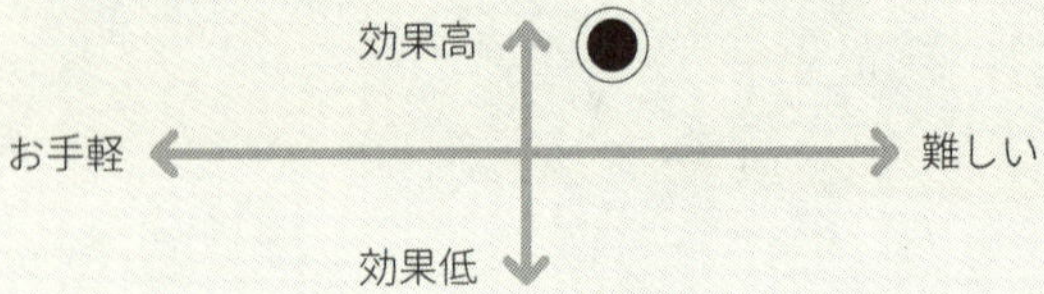

【効果】 ★★★★☆

【手軽さ】 ★★☆☆☆

【おすすめ度】 ★★★★★

【長所】	【短所】
ストレス解消効果が高い	小説の場合、引き込まれすぎることがある

読書はコミュニケーションの一環である

私は乱読派で、ジャンルを問わず何でも読みます。**ビジネス書や自伝などは、たった千数百円ぐらいでその人の人生を知ることができる**んですから、これほどコスパの良いことはないよなぁって思うんですよ。

私の情報発信のポリシーの中の1つに、「生きやすくなるための情報を発信する」ことがあります。「生きやすさ」というのは、たくさんの価値観や考え方、そして経験によって育まれるものです。

外に出て他人と会うのがいちばん良いのですが、うつ病になると体力も気力も限られてきますから、そんなに頻繁にできません。

「家でも人生経験を積むにはどうしたらよいか？」と考えた結果、本に行き着いたわけです。芥川賞作家の田中慎弥さんも次のように語っています。

読書はあなたに可能性をもたらしてくれます。あなたを耕して豊かにしてくれる。いままでにとらわれ、硬直してしまいそうな、あなたの考えや価値観を揺さぶり、先を切り拓くための手がかりを授けてくれる。それは思考停止の対極に身を置くことであり、それをして希望と呼んでいいのではないか。(15)

「悩みがある＝その解決法を教えてくれそうな本を読む」と良さそうな感じがしますが、そうでもないのが本の面白いところ。**まったく関係のないジャンルを読んでいるときに「これは……!」と思えるような発想が浮かんできたりします。**

たとえば、『今日から地球人』という小説を読んだときにその瞬間は訪れました。数学教授のアンドルーを異星人が乗っ取るところから、ストーリーは始まります。異星人の目的は、数学のリーマン予想を説いた人、またそれを知っている人たちを暗殺することでした。乗っ取りに成功するも、人間の優しさに触れていくなかで、異星人が人を好きになっていく様子が描かれています。

まだ地球に慣れていない異星人が、「狂気」について考えるシーンがありました。

地球における狂気の定義ははなはだ曖昧で、一貫性がないように思える。ある時代にはまったく正常だったことが、別の時代には正常とされなくなる。ごく初期の人間たちは、裸でなんの問題もなく歩きまわっていたのだ。今でも、湿度の高い多雨林を中心に、裸で暮らしている人々がいる。だから狂気というのは、場合によっては時代の問題であり、場合によっては郵便番号の問題だと、結論せざるをえない。(16)

ほとんどの人のストレスの根源を探ってみると、「〜しなければならない」に縛られていることがわかります。

- いい人でいなければならない
- 他人に迷惑をかけてはならない
- もっともっと成長しなければならない
- お金を稼がなければならない

読書
⤴効果高
⤵難しい

これらも、『今日から地球人』の中に出てくる時代の問題であり、郵便番号の問題ですよね。「いい人」「迷惑」「成長」「お金」の定義も、時代と郵便番号の問題です。

そのようにして考えると、いかに私たちが自らを縛って生きているかわかります。もちろんいきなりすべてを解放すると、それこそ「狂気認定」されてしまいそうですが、不必要なものに多く縛られていることは十分にあり得ますよね。

私はああでもない、こうでもないと思案にふけることも好きなので、本当はだれかともっと議論を深めたいのですが、周囲の人間は「そこまで考えたことない」「めんどくさい」と思ってしまうようです。

私と深く議論できるのは、本か病院のカウンセラーぐらいしかいないようです……。これから先も、私と本とのコミュニケーションは続いていくでしょう。

読書はストレス解消に効果的

読書はストレスを解消してくれることが研究で証明されています。

イギリスのサセックスにある大学で、心拍数などから読書・音楽視聴・1杯のコーヒータイム・テレビゲーム・散歩それぞれのストレス解消効果を検証したところ、読書は68％・音楽試聴は61％・コーヒータイムは54％・散歩は42％・テレビゲームは21％ストレス解消効果が現れたそうです。また、静かなところで読書を行えば、わずか6分間で60％以上のストレス解消効果を得られるとのこと。(17)

良くも悪くも……ではありますが、本を読んでいる時間はその世界に没頭することができます。私は人と議論すると、自分を含めて感情的になる人が多いのであまり好きではないですが、議論自体は大好きです。

本の著者と議論している間は、最高に至福の時間です。なにしろ彼らは知の巨人。すでに歴史上の人物となってしまった人とも、時空を超えて対話することができます。

こちとら20代後半の若造ですから、経験や知識量では勝てないわけですが、「こんなことを言ってくるのではないか？」と予測しながら裏切られたときの悔しさ、新しい知見を得た喜びは何にも代えがたいものです。

「本が好きな人はいいよなぁ。自分なんてまったく活字を読む気にもならない……」と思われましたか？

実は私も、本をしっかり読むようになったのは、大学を卒業したものの就職がうまくいかず、専門学校にもう一度入り直すことになったときです。

入学当初、私の年齢は22歳。クラスメイトの大半が18歳。「クラスになじめないのではないか？　みんなにどう思われているのか？」と不安になっていたときに、本屋さんで運命の本と出会いました。

ラルフ・ウォルドー・エマソンの『自己信頼』という本です。冒頭に強烈な一文がありました。

> 自分の考えを信じること、自分にとっての真理はすべての人にとっての真理だと信じること――それが天才というものだ。(18)

どうでしょう。なんてわがままな一文だと思いませんか？（笑）当時の私もそう思いました。

ただ、読み進めているうちに「わがままだ」と思った印象は表面的なものにすぎないのではないか、と考えるようになりました。

「本なんて読んだって意味がない。経験がすべてだろ」と思っていた私ですが、本の世界って思ったよりすごいのかもしれない、自分の悩みを解決するヒントがあるのかもしれない、と思って読みふけるようになったのです。

読書に興味がない人でも、自分の人生に深く影響を与えてくれる本に出会うと価値観が変わります。その後も、「あのときの感動をもう一度！」と、探し回ってしまうのです。そしてそれが最高に楽しいのです。

自分の病気に関する本を読むべきか？

精神疾患になると、自分の病気について知っておきたくなるものだと思います。私はブログを書いていて、医学的に間違ったことは書きたくないという気持ちから、たくさんの本を読んでいますが、**患者としては最低限知っておくべきことだけ知っておけばいい**のではないかと思います。

イラスト入りで気軽に全体像が把握できる、専門家が書いた本を1〜3冊でも読めば十分かと。

うつ病となるとまだわかっていないことも多いので、正反対のことを言う専門家もいます。いったいどっちが正しいのだろうと迷ってしまって、かえって体調を悪くしてしまうこともあるので、知らなくていいものは知らなくていいと感じますね。

たとえば、精神科医でも抗うつ薬は飲むべきという方と、飲まないほうがいいという方がいるんですよ。どちらの意見もまっとうに見えちゃうので、どうすればいいかわからなくなることがあります。

間違ってほしくないのは、意見を聞くべきは「あなたの主治医」であって、見ず知らずの本の中にいる精神科医ではないということ。

インターネットにも言えることですが、情報をうのみにすることはよくありません。どれも参考程度にとどめておくべきです。

ストーリー性のある小説には注意が必要

小説家は文章のプロなので、人を引き込む力がすごい。良くも悪くも引き込まれやすい私たちは、十分に注意する必要があります。

アニメ・マンガ・ゲームの項でも書いていますが、**独特な世界観に引き込まれすぎると、現実に戻ってくることが大変になります。**

前述の金原ひとみさんがおっしゃっていた、「落ち込んでいく惹かれるものにのめり込んでいった結果、生きる実感が取り戻せなくなった」がリアルに体験できてしまうので、本当に注意してもらいたいなと思います。

「現実世界に生きるぐらいなら、いっそずっと目覚めなくなってアニメの中の世界に生きていたい」

アニメオタクではない私がそう思ってしまったのも、暗い内容に惹かれていって生きる実感をなくしてしまったからでしょう。

暗い話を見ないようにするだけで、生きる実感はじわじわと戻ってきました。が、これはつらく大変な作業だったので、最初から見ないことをオススメします。

11 記録をつける

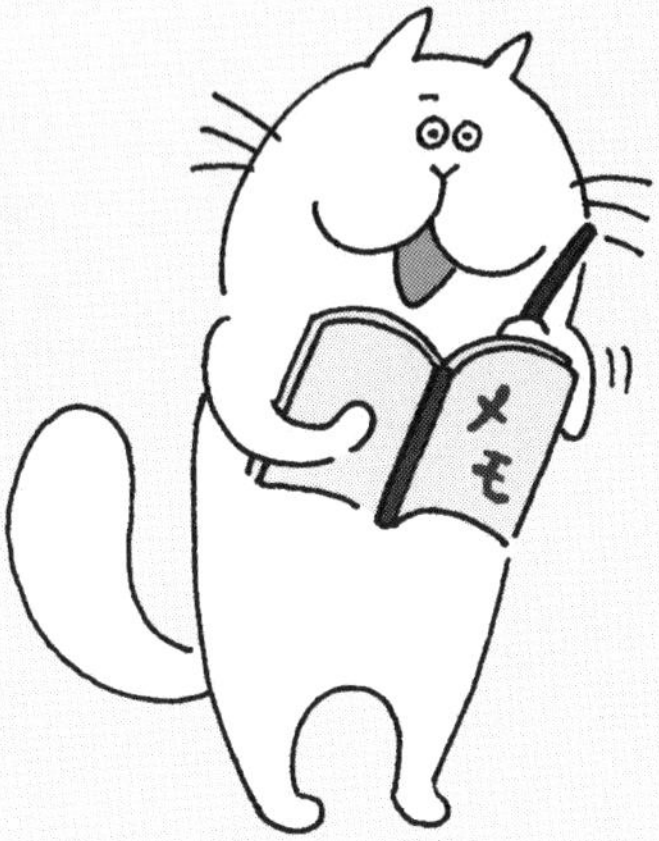

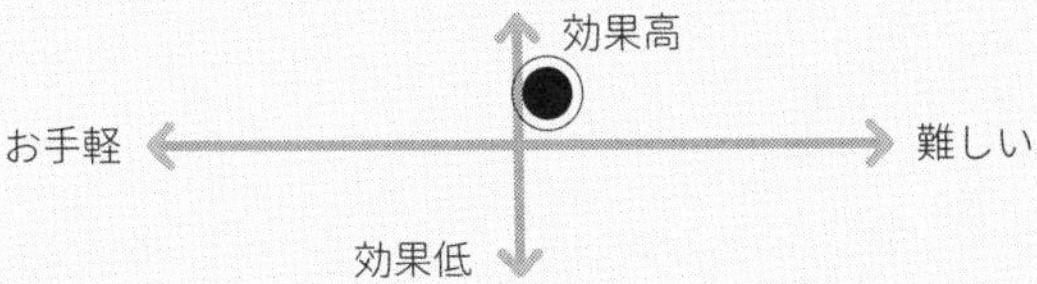

【効果】 ★★★☆☆

【手軽さ】 ★★★☆☆

【おすすめ度】 ★★★☆☆

【長所】	【短所】
自分を客観視しやすい	めんどくさい

記録をつける
↗効果高
↘難しい

「記録をつけなさい」という精神科医は多い

私はこれまで、3人の精神科医に診てもらったことがあるのですが、全員共通して「日記を書くといいですよ」とおっしゃっていました。

当時は家でぐーたらしているだけなのに、書くことなんてないよ……と思っていたんです。しかし、今ならその意味がわかります。

うつ病になってネガティブな気持ちにとらわれると、視野が狭くなって、自分のことが見えなくなっていきます。

「つらいつらい……」と、主観的な気持ちばかりが先行して、暗い暗い闇の中に引きずり込まれていくような感覚。とにかく感情ばかりの世界になるので、自分を客観視することができなくなるんですよね。

みなさんも、「悩みがあると紙に書き出すとよい」という話を聞いたことがあるかと思います。あれは単純に、**自分を客観視できる**からなんです。

頭の中だけで自分と距離を取って、冷静に感情を見つめるのは至難の業。うつ病で闇にからめとられていると、なおさら難しいものです。

しかし、紙やスマホの画面に書き出してしまえば、少しだけ自分から切り離されたような気持ちになるんですよね。


また、あとから自分が見返すことを考えると、他人に向けて説明するような形で書くように変わっていきます。未来の自分はある意味、他人なのです。

たとえば、過去につらいことはだれでもあると思いますが、そのときの感情や具体的にどんなことがあったのかってことは思い出せますよね。では、その日に起こった「ちょっと面白いこと」や「ニュース」などは思い出せるでしょうか？

不可能ですよね。私たちは自分にとって最も強烈に印象に残っているものだけが記憶にインプットされていきます。ネガティブな出来事はポジティブな出来事よりも印象が強いので、しっかり焼きついてしまっているのです。

日記を書くだけでも、ポジティブな思考になれる

日記を書きはじめると、すごくネガティブなことばかり書いてしまうと思いますが、気にしなくていいです。**吐き出すことに意味がある**のであって、「内容がどうかな?」なんて気にしていたら、何も書けなくなってしまいます。分量だって、まったく気にする必要はありません。**日記を書いたという事実だけが重要なのです。**

1つだけ注文をつけさせていただくとしたら、**たった1つでいいので、ポジティブな内容も書いてみてください。**難しく考えなくていいです。

たとえば、

- 今日のごはんは肉だった！ 肉うめー！
- YouTube で見た動画、くだらなすぎて笑った！

・今日は、いつもよりもよく眠れた気がする！

日常には意外と小さな幸せが転がっているものなのですが、うつ病になるとネガティブまみれで気がつかないことが多いんですよね。小さな幸せを拾う訓練になるので、たった1つでいいです。ぜひ見つけてみてください。

もちろん、いくつも見つかればいくつも書いていいですよ。ただ、最初からたくさん書こうとしないでください。

箇条書きで3つ、4つ、今日の総括みたいな感じでまとめるだけでも問題ありません。

紙に書くことがめんどくさい人は、**スマートフォンのメモ帳でもいいですし、日記アプリをダウンロードしておくとよい**と思います。

私はツイッターを日記代わりに使っていた時期がありましたが、正直オススメはしません（笑）。SNSなので、他者からの反応が気になったり、思わぬ方向から攻撃を受ける可能性があるからです。

「私だってつらいんだから、がんばりなさい」なんて言われてしまったら、1週間以上寝込むことになりますよ（経験済み）。

ツイッターには鍵アカウント設定があって、自分の許可した人しかツイートをのぞけなくなるので、それを使うのも1つの手ですが、やはりSNSなので他者と交流したくなってしまうんですよね。自分の気持ちを吐露するだけの目的なら、SNSは使わないほうがいいのではないかと考えています。

悲しいことに、世の中には「うつ病は甘え」と本気で思っている人たちが一定数います。相手にしない、気にしなければいい話ですが、心が傷ついているときにそんなことはできません。どうしても気になってしまいます。

SNSで発信する場合は、多少の客観性を持った発言が必要になってくるのかなと、長く運用していて感じますね。

治療の重要な資料にもなる

精神科で診察を受けたあとで、いつも後悔することがあります。

「あぁ……あれとこれ話すの忘れちゃった……」

いいことではありませんが、精神科は日本では大人気。いつも満員状態で、予約をしていても診察時間が遅れることもしばしばあります。

前日には話すことをしっかりと考えたつもりでも、待ち時間の長さ、移動の疲れなどで頭の中がすっ飛んでしまいます。せっかくの診察なのに、「早く終わらないかな……」と思ってしまうんですよね。そして、激しい後悔が襲ってくる。

精神科医との信頼関係も大切になってきますが、**前回の診察から書きためた日記を見せるというのは有効な手です。**分量が多くなると一度にチェックしてもらうことは大変なの

記録をつける
↗効果高
↘難しい

で、重要な点だけ書き出してお伝えするのも手でしょう。

顔と顔を突き合わせると言いにくいことでも、文字だと伝えやすいということもあります。たとえば、医師が異性の場合、性に関する相談はしにくいものですが、文章だといくぶんかやりやすくなるでしょう。

日記を精神科医に見せるために、少しでもわかりやすく文章を加工しようとすることも、社会復帰のよい訓練になるかと思います。

12 抗うつ薬

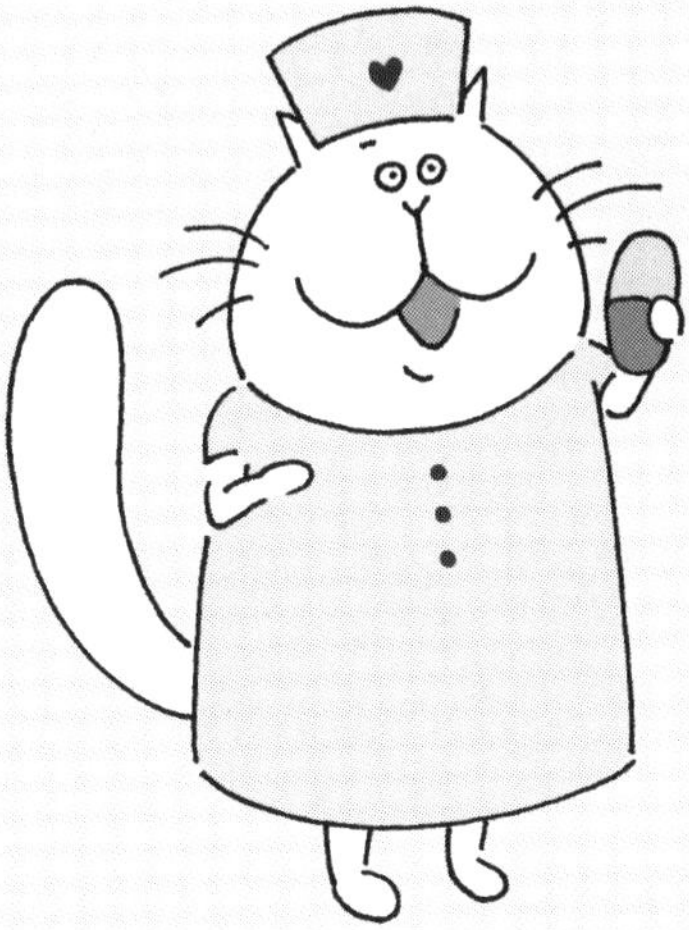

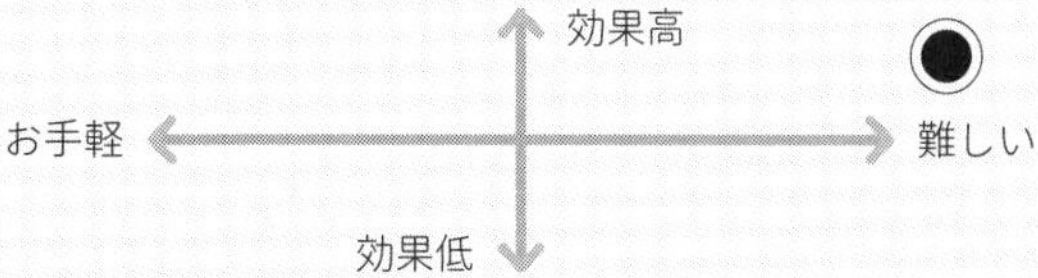

【効果】 ★★★★☆

【手軽さ】 ★☆☆☆☆

【おすすめ度】 ★★★★★

【長所】	【短所】
回復の土台をつくってくれる	自分に合う薬を見つけるのに時間がかかる

抗うつ薬
- ↗効果高
- ↘難しい

最初の一歩は薬から

抗うつ薬に対してはさまざまな意見があると思いますが、私の経験から言うと、飲んでよかったと思っています。

もちろん、副作用もありますよ。私が今飲んでいる「レクサプロ」という薬は、眠気と性欲の減退が強く出ています。眠気に関しては、**生活リズムを整えたり、ハーブティーを飲んで自律神経のバランスを整える努力をする**とずいぶんと良くなりました。

性欲減退については、まったく変わらずといったところです。しかし、生活に支障が出る部分ではないので、副作用でありながらストレスはそれほど感じていません。

「28歳の男子で性欲がないというのはどうなんだ……」という無駄なプライドが傷ついている程度です（笑）。

自分に合う抗うつ薬が見つかるまでが大変

なぜ抗うつ薬は飲むだけなのに難しいのかというと、**自分の伴侶を探し求めるまでに時間がかかる**からです。

私はこれまで、以下のような薬の経過をたどってきました。

○最初の薬
- ラミクタール25㎎　1回2錠　食後
- メイラックス1㎎　1回半錠　食後
- ドグマチール50㎎　1回1錠　食後

○2番目の薬
- リーマス200㎎　朝1錠、夜2錠　食後
- メチコバール500㎎　朝夜1錠　食後
- ロゼレム8㎎　1錠　就寝前

抗うつ薬
↗効果高
↘難しい

○現在の薬
・レクサプロ10㎎　1錠　夕食後

ここまでたどり着くのに、個人的な感覚ではすごく長く感じました。苦しい時期が続きましたからね……。ただ、ネットで体験者の声を集めてみると、むしろ変更回数は少ないほうだったんじゃないのか……?と感じるようになりました。

実際にツイッターで、「私のお薬の変更回数は多いほうだと思いますか?」とアンケートを取ってみたんです。429名の方が回答してくれました。その結果がこちら。

・多い……11%
・普通……46%
・少ない……43%

2回も薬を変えているというのに、多いと感じた人はたったの11%なのです。これが現実です。

精神科医、脳科学研究者でもある加藤忠史さんも、次のようにおっしゃっています。

同じ抗うつ薬でも、いろいろな種類がある。抗うつ薬を飲んで良くなる大うつ病の人であっても、自分に適した抗うつ薬に出合うまで、「飲んで効くかどうか試す」という段階をふまなければならない。つまり、運良く最初に、自分に合った抗うつ薬に出合えた人はいいが、そうでない人は「薬を飲んでいるのに症状が改善しない」期間を我慢して、やっと自分に合った薬にたどりつくのである。(19)

時間もかかりますが、何より精神的に疲れます。「病院なんかに行っても治らない」と思って行かなくなってしまう人も多いのではないでしょうか。

ここはある意味、治療の第一関門です。あきらめずに辛抱強く、精神科医とコミュニケーションを取りながら進めていきましょう。

抗うつ薬
↗効果高
↘難しい

抗うつ薬「だけ」では治らない

コネティカット大学のアービン・キルシュ臨床研究員は、最近驚くべき調査結果を公表した。キルシュは、FDA（食品医薬品局）が保管する抗うつ薬の臨床試験データの公開請求をし、その精査を行った。

13年間にわたる臨床試験データを調べた結果、56％の研究で、代表的な6種類の抗うつ薬について、服用した場合の改善率が、プラセボ（偽薬）を服用していた場合の改善率と差がないことがわかったというのである。（中略）

キルシュはデータを解析した結果、改善効果の80％は、プラセボ効果による心理的効果であると結論づけている。うつの症状を50点満点で評価したとき、抗うつ薬による改善効果は、およそ10点であったが、薬理的な効果による部分は、そのうちの、わずか2点だというのである。(20)

誤解しないでいただきたいのは、私は抗うつ薬を否定しているわけではないということです。むしろ私は肯定派です。ただ、薬さえ飲んでいれば絶対大丈夫というような絶対的な信仰はやめておいたほうがいいということです。

薬さえ飲んでいれば絶対に良くなるんだ！　ほかには何もしなくていい！　と思って**薬に寄りかかりすぎると、うまくいかないことが多くなります。**

良くなれば薬のおかげ、悪くなれば薬のせい。自分は何も悪くない、と思いたくなる気持ちは痛いほどよくわかります。

しかし、生活習慣は薬では治りません。本人がまったく努力しなくていいわけではないのです。

抗うつ薬の絶対的否定も、絶対的信仰もよくないです。**あくまで補助的なものだととらえて、自分で治していくという意識を持ちましょう。**

抗うつ薬
↗効果高
↘難しい

風邪を引いたときに飲む薬だって、同じく補助的な役割じゃないですか。もし、薬を飲んだだけで風邪が治るなら、飲んだらすぐに治らないとおかしいですよね？

勝手な断薬だけは絶対にやめてほしい

世の中には「絶対」なんて存在しないと私は思っています。しかし！　断薬だけは例外！　断薬だけは……断薬だけは絶対にやめてください！

精神科医と相談しながら減薬……ゆくゆくは断薬、というのはもちろんありです。**私がやめてほしいと言っているのは、素人判断で精神科医に相談することなく、勝手に薬をやめてしまうこと。**

風邪薬のような感覚で「もう症状が出てないからいいいやー！」なんて思って断薬すると、ほんと大変な目にあいます。

恥ずかしながら私は、もう治った！と思って勝手に断薬をしたことがあります。最初の1か月程度は調子が良かったのですが、**ゲリラ豪雨のように急転直下**。うつ急性期のような、急激な落ち込みを経験しました。これまで積み上げてきた治療を、自ら台なしにしてしまったのです。

すでに終わったことではありますが、今でも後悔しています。どうしてあんな無駄なことをしてしまったのだろう……と。過去の自分に会えるなら、押さえつけてでも薬を飲ませることでしょう（笑）。

精神科の薬は、症状を抑えるだけでなく、**再発防止のためにも飲み続けるべきものだそうです。**

精神医学者の原富英さんは、次のようにおっしゃっています。

まず「やめられる薬」の代表例は抗生物質です。抗生物質は、原因（細菌など）が消失すればやめられます（医師は投薬を中止します）。またビタミン剤やホルモン剤などは、一時的な不足を補うため、数日から数週間の服用期間が標準です。

抗うつ薬
↗効果高
↘難しい

2番目の「当分やめないほうがいい薬」では、精神科や生活習慣病の薬があげられます。慢性化しやすく数年〜数十年かけて付き合っていく病には、悪化や再発予防のための最小限の薬を服用し続けるほうがいいと考えられています。これは専門家の中ではほぼ意見が一致しています。

うつ病のように回復に月〜年単位（回復は三寒四温だよね、と説明する精神科医もいます）が必要で、この間に再発しやすい特徴を持つ病気には、減薬しつつ、数年間は当初の3分の1〜4分の1程度の量で服用することを私は勧めています。(21)

もしあなたが、今すぐにでも薬をやめたいと思っているならば、焦らないでいただきたいのです。

たしかに、断薬をすることですんなり回復する人もいます。私も数人知っています。ですが、それは特殊な例だと思っておいたほうがよいでしょう。

人間には「ホメオスタシス」といって、一定の状態を保とうとする機能があります。「薬を飲んで成分を体に取り入れている状態」にすっかり慣れている人が、急に薬をやめると、体がパニックを起こしてしまうんですよ。普段、あるはずのものがなくなってしまうのですから。

急に断薬したことで起こる体の不調は、新しい環境に飛び込んで体のあちこちがおかしくなるそれと似ているかもしれませんね。

私も、この本を世に送り出した現在も抗うつ薬を飲み続けています。精神科医と相談しながら、断薬に向けて少しずつ減薬していきたいと考えています。

抗うつ薬
↗効果高
↘難しい

カウンセリング

13

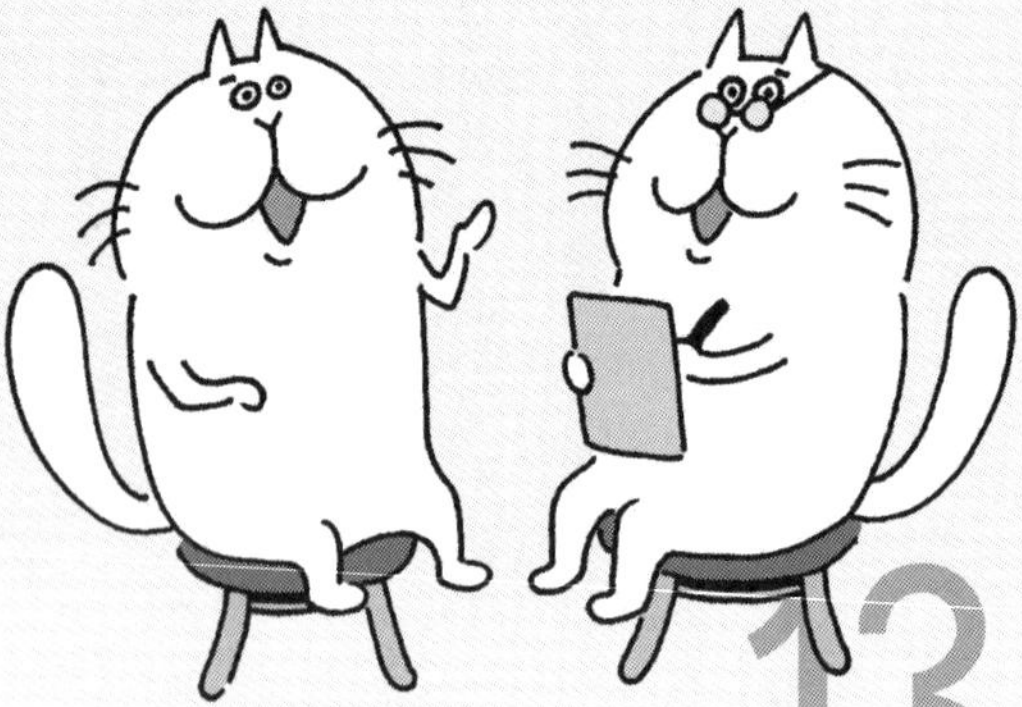

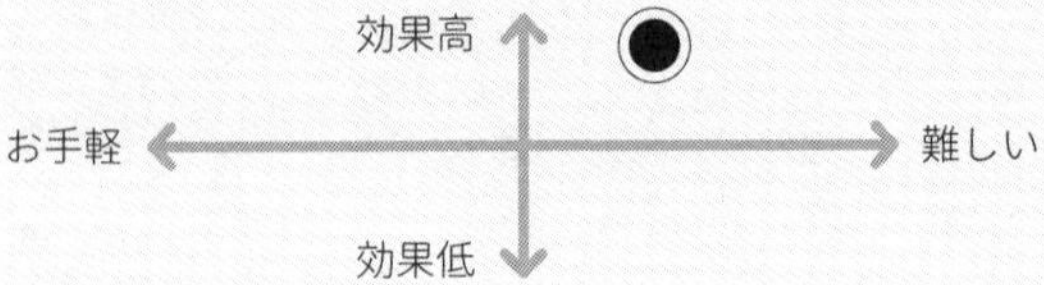

【効果】★★★★☆

【手軽さ】★★★☆☆

【おすすめ度】★★★★★

【長所】	【短所】
相談相手ができる	1セッションの料金が高い

回復期はカウンセリングが有効

社会復帰はまだ無理だけど、日常生活はそれとなく送れるようになってきた。やりたいことも増えてきた。そのような状態を「回復期」だと私は考えています。

しかし、この時期はある意味、最もつらいのです。**どうにも治療効果が感じられず、中だるみしている時期。**ダイエットも、最初は2、3kgストンと落ちるのに、その後まったく落ちない期間が続く……まさにそれと近い感覚です。

これは私の感覚ですが、回復期の時期は抗うつ薬の効果はほとんどありません。「ありません」と言うと語弊があるかもしれないので言い換えると、効果を感じられません。

私はこの時期は、再発予防的な意味合いだと思って飲んでいました。

そこで効果があったのはカウンセリングです。最初は、「治療的な意味合い」で通う決心をしたのですが、**今は「親友に会いに行く」感覚で足を運んでいます。**

カウンセリング
↗効果高
↘難しい

私は物事を深く考えるクセがあって、だれかと議論をしたりすると、「いや、そこまで考えたことないね……」と言われて会話が途切れてしまうことがよくありました。それがすごくストレスだったんです。

ネットの世界だと、私と同じように深く考える人はたくさんいるのですが、感情をコントロールできる人は少ない。相手の人格を攻撃したり、一部だけ切り取ってさらしたり……。議論を攻撃と勘違いしている人があまりにも多いので、いつの日からか議論をふっかけられても無視するようになってしまいました。

要するに、私の世界では、建設的に深い議論をできる人間は存在しなかったのです。

そこにポッと現れたのが、現在のカウンセラーです。お金を払っているので当然といえば当然ですが、**私の話をめんどくさがらずに聞いてくれます**し、「議論をしたい」という欲求を汲み取って、うなずくばかりではなく、違うと思ったら違うと言ってくれます。

自分の生き方や考え方を見直すうえで、すごく良いヒントを与えてくれる存在。それが今の私にとってのカウンセラーです。少しだけ年齢が上の女性の先生なので、話を聞いてくれながらも、良い方向に導いてくれる姉のような存在だと私は見ています。

カウンセリングは難しく考えなくていい

精神科医と違うところは、「対話のプロ」だということです。精神科医は医学の専門家ではありますが、人間の心理についてはあまりくわしくない印象があります。

それに、精神科はいつも大盛況ですから、特段、症状が悪化したということでなければ、数分で診察も終わってしまうものです。病院側の事情もあるのでしょうが、患者としては話を聞いてもらっていない感覚がするのでストレスがたまりますね。

かたやカウンセラーの場合、対話することが治療行為そのものなので、**1時間弱は話を聞いてくれるところがほとんど**です。料金表にも「〇分×円」という表示をしているところが多いですからね。

さて、カウンセリングというと、洗脳だとかスピリチュアルみたいだとかいう印象が今

カウンセリング
↗効果高
↘難しい

でも強く持たれているようですが、**本当に自分のことをわかってくれる親友ぐらいの感覚でいい**と思います。

むしろ、精神疾患ではない人もカウンセリングを受けるべきだと私は思っています。なぜなら、**対話の中で新しい自分を見つけて生きることが楽になったから。**

いま後悔してもしかたないことですが、うつ病になる前にカウンセリングを受けていれば、予防できたのではないか、と思うんですよね。

予防的な意味合いで、さらにもっと軽く考えて「ストレスをお金で解消する」ぐらいの感覚で、日常にカウンセリングが浸透してほしいなと私は考えています。

カウンセラーの選び方

これは単純明快。**人として自分と合っているか、この一点のみです。**ここは精神科医を探すときと同じでしょう。精神科医もまた、人として自分と合っているかが重要になってくると思います。

みなさん「プロ」なので、治療面においては大差ないでしょう（……と、思いたい）。ですので、違いがあるとしたら、人としてどうか、というポイントだけなのです。

人間は本人が思っているよりも感情で物事を判断しているので、結局のところ、相手が好きなタイプかが重要だったりします。

ストレスを強く感じると症状が悪化しやすいので、好きなタイプで選ぶのは非常に大切です。せっかく治療に行っているのにストレスを感じていたら、意味がないどころかマイナスですからね。

カウンセリングの唯一の欠点

それは、料金です。現在のカウンセリングはあまりにも高すぎる。私の感覚値ですが、1時間5000〜1万円が相場です。

月に1、2回受けるぐらいであれば、それほど痛くはありませんが、カウンセリングを知らない人からしてみると、「話を聞くだけなのに、そんなに取るの？」という印象を持

カウンセリング
↗効果高
↘難しい

つかもしれません。

現時点ではカウンセリングは基本的に保険適用外なので、よりお金がかかっている気がするんですよね。一度、**カウンセリングの良さを実感できれば、それほど高いという感覚はなくなる**のですが……。


また、カウンセリングとはいったいどういうものだろう、ちょっと体験してみたいな、と思っても、気軽に体験できるものがありません。

「初回無料」や「初回は半額」にしているところもあったりはしますが、今後も通い続けないといけないのではないか……というイメージが強すぎて、なかなか決心できないんですよね。

私も「ふつうの患者」であれば、すんなりカウンセリングに行けたとは思えません。ブロガーなので、取材目的で足を運んだので気軽でした。

むしろ最初は、カウンセリング否定派でしたから。人に相談なんてしたって、悩みは解決しないと思っていましたから（笑）。

個人的には、カウンセラーがもっと表に出てきて、情報発信をしてほしいなと思っています。専門家からすれば当たり前の情報でも、一般の人は知らないことが多いですからね。

カウンセリング
⤴効果高
⤵難しい

散歩

14

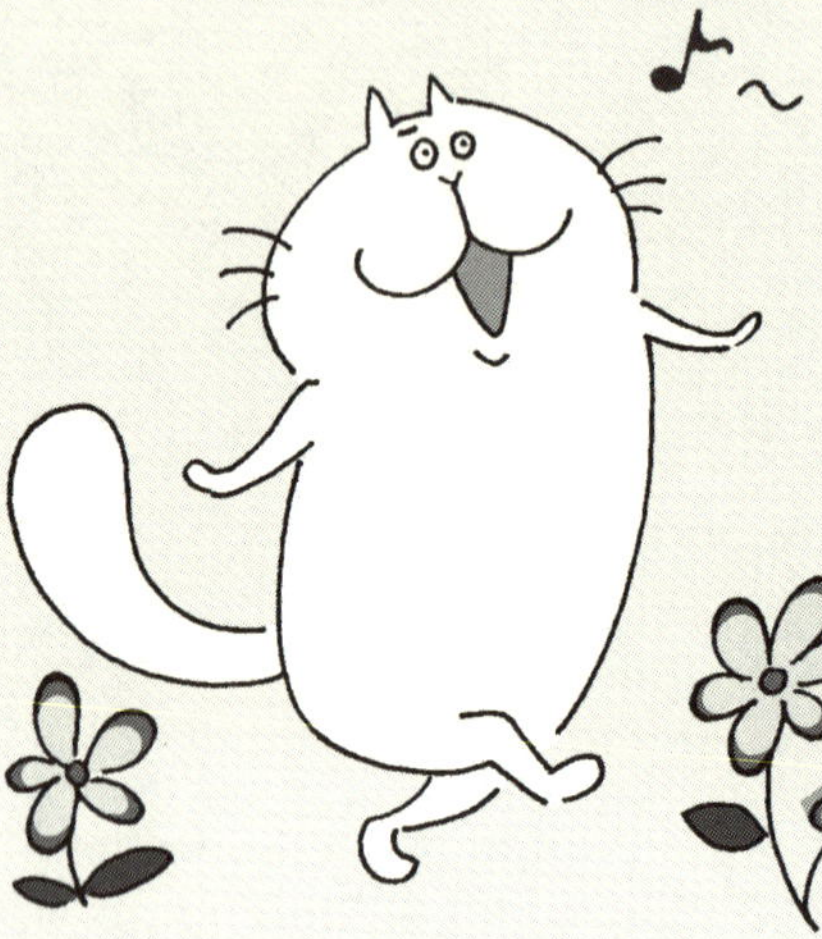

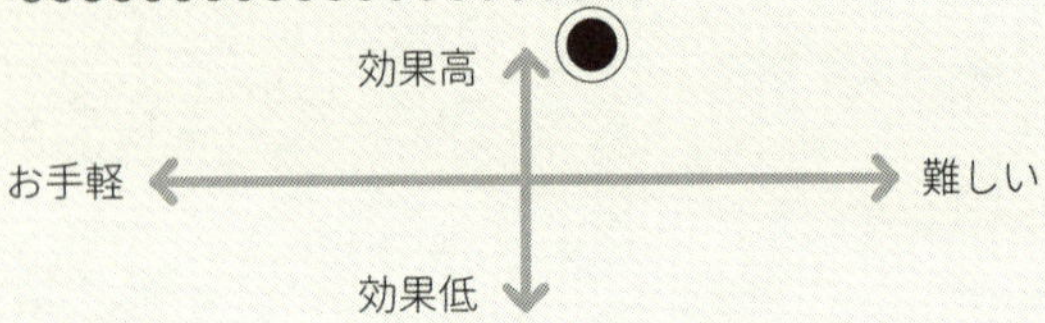

【効果】★★★★★

【手軽さ】★★★☆☆

【おすすめ度】★★★★★

【長所】	【短所】
みんな共通の、 副作用の少ない 健康法！	継続が難しい

散歩の話は聞き飽きてますか？

うつ病に効果があるものとして運動があげられていて、その中で最も手軽なのが散歩。という話は、私がわざわざしなくても聞き飽きているという方が大半でしょう。

正直、散歩が効果的であることを「わざわざ」書くべきか迷ったところはあります（笑）。しかし、**やはり散歩は手軽で効果的**なんですよね。

ただ、うつマッピングの中で、「手軽ゾーン」ではなく「難しいゾーン」に入れている理由は2つあります。

1 外に出られない状態から、散歩に行くまでが難しい
2 散歩を継続することが難しい

散歩
↗効果高
↘難しい

まず、1の散歩に行くまでに勇気がいる場合は、いきなり散歩からはじめなくていいので、**「ベッドから出る」とか、「部屋から出る」という段階からはじめてみましょう。**

たとえば、「部屋から1歩出られたら、YouTubeで1時間好きな動画を見られる」というったように、自分でごほうびを設定するとやる気が出ます。

「え？　たかだか1歩出ただけで自分をほめていいの？」と感じた方もいらっしゃると思います。もちろん、だれもほめてはくれません。1歩部屋から出ただけですからね。

でも、うつ状態で引きこもりに慣れてしまうと、部屋から出ることすらも緊張感のある行動なのです。それを理解してあげられるのは、ほかでもないあなた自身です。

まずは、自分で自分をほめる習慣からつけましょう。

これに限らず、うつ病からの社会復帰訓練においては、一般的な価値観で考えると、すべての成果が「そんなもの？」になってしまいます。私たちからしてみたら、8時間5日間働いている普通の人たちなんて超人でしょう（笑）。

まずは、自分の価値観で判断してほめてあげてください。きっとみんな、ほめられて伸びるタイプだと思いますので！

継続するためには、散歩自体を楽しいものにしよう

続いて、２の「散歩を継続することが難しい」。これを克服するにはどうすればよいでしょうか？　私は散歩を楽しいものにするために、いくつかのアイテムを使用しています。それは、**スマートフォンとイヤホン**。はい、たった２つだけ。今の時代だと、持っていないほうが珍しいアイテムだと思います。好きな音楽を聴きながら歩くもよし、ラジオアプリを入れて、ラジオを聴きながら歩くもよしです。

注意していただきたいのは、イヤホンの種類によっては外の音が聞こえなくなるので危険だということです。iPhone の付属品イヤホンのような**「オープン型」と呼ばれるタイプのイヤホン**を使いましょう。

「カナル型」のように耳の穴を完全にふさいでしまうタイプは、電車やバス車内などで騒

音を消したいときに使うものです。歩きながら使うと、近づいてくる車の音などに反応できなくなるので気をつけてください。

運動にはうつを改善させる効果がある

オーストラリアで発表された新しい研究では、1週間に1時間程度という少量の運動でも、十分に効果を期待できるという。発表されたのは、オーストラリアの研究者が中心となり実施されている国際的な大規模調査「HUNT研究」の一環として実施された研究で、対象となったのはノルウェー在住の3万3098人の成人。

研究チームは、これらの成人の運動習慣について調査し、1984〜1997年に平均11年間にわたり、うつ病や不安障害の発症について追跡して調査した。

その結果、運動をする習慣がまったくない人では、週に1〜2時間の運動をしている人に比べ、うつ病発症のリスクが44％増加していた。毎週1時間の運動により、うつ病の発症を12％抑制できることも明らかになった。(22)

毎週1時間の運動でいいなら、自分のペースに合わせて近場を散歩して回るだけでも十分達成できる数値のように思いませんか？

散歩が健康によいとの情報を聞いて、「散歩　健康」などで検索すると、今すでに健康な人が、より健康になるための情報が最初に引っかかるのです。

「1日1万歩歩きなさい」とかですね……いや無理でしょう……今の私でも無理ですよ。なにより、1万歩って1時間以上歩かなきゃいけませんからね。もうそんなの、軽い運動ではなく激しい運動の部類ですよ(笑)。

でも、**1週間に1時間程度の運動でいいのであれば、1日おきに散歩に行ったとしても達成できそう**です。自信が湧いてきますよね。

また、なぜ運動の中でも「散歩」なのかというと、「単純に楽だから」以外にも理由はありますよ。

散歩
↗効果高
↘難しい

ウォーキングやジョギング、サイクリングなど、一定のリズムで体の筋肉を動かす有酸素運動により、脳の情報伝達のバランスを整える神経物質のひとつである「セロトニン」が活性化することも分かっている。(23)

リズム運動がオススメってことですね。ジョギングやサイクリングは体力がついたらやってみてもいいとは思いますが、続かなければ意味がないので、まずはウォーキング、つまり散歩からはじめてみたらいかがでしょうか?

個人的には、「ウォーキング」って表現は好きじゃないんですよね。健康志向が強すぎて、なんか圧を感じます。「散歩」のほうが、**「ふら〜っと行ってきますわ」**というラフな感じがして好きです。

犬を飼っている人は、一緒に散歩をしよう

犬を飼っている人は、散歩するときのお供にすると最強のパートナーになります。

私たちうつ病患者が散歩をするときに気になるのは、「周りの目」ですよね。今の時代は働いていなくても不思議ではないので、昔に比べると白い目で見られることも少ないでしょう……が、私の住んでいる田舎では、「なぜ平日のこの時間に働き盛りの人が外に出ているのだろう?」というリアクションを取る年配の方もいらっしゃいます。

気持ちはわからなくもないです。私はガタイもよいタイプで、どうみても健康体にしか見えませんからね……。本来、そんな目は気にせずにうつ改善のために散歩をしていればよいのですが、そう簡単に割り切れる問題でもありません。

しかし、犬がいれば話は違います! なぜなら**犬は絶対的にかわいいので、人間の視線を一点に集めることができる**のです。

「なぜこんな時間に若い人が歩いて……犬かわいい!」にすべてが置き換えられていくので、人間の注意をそらしてくれます。

いや、ふざけていませんよ。本当に視線がそれるのです(笑)。

散歩
↗効果高
↘難しい

何度も書いているように、ほとんどの人は人間関係によるストレスが原因でうつ病になりながらも、人間関係によって癒やされていきます。

しかし、最初の一歩が難しいんですよね。何をきっかけにコミュニケーションをスタートさせるのか。でも、**犬と一緒にいると、この最初の一歩をいとも簡単に越えてきます。**

「かわいい〜！ 何歳ですか〜？」
「かわいい〜！ なんていう種類ですか〜？」

だいたい同じパターンのコミュニケーションなので、緊張することもありません。簡単なコミュニケーションとはいえ、**そうめったにない他人に触れる機会なので、よい社会復帰の訓練にもなります。**

本当に愛犬の存在は偉大ですよ〜。

旅行

15

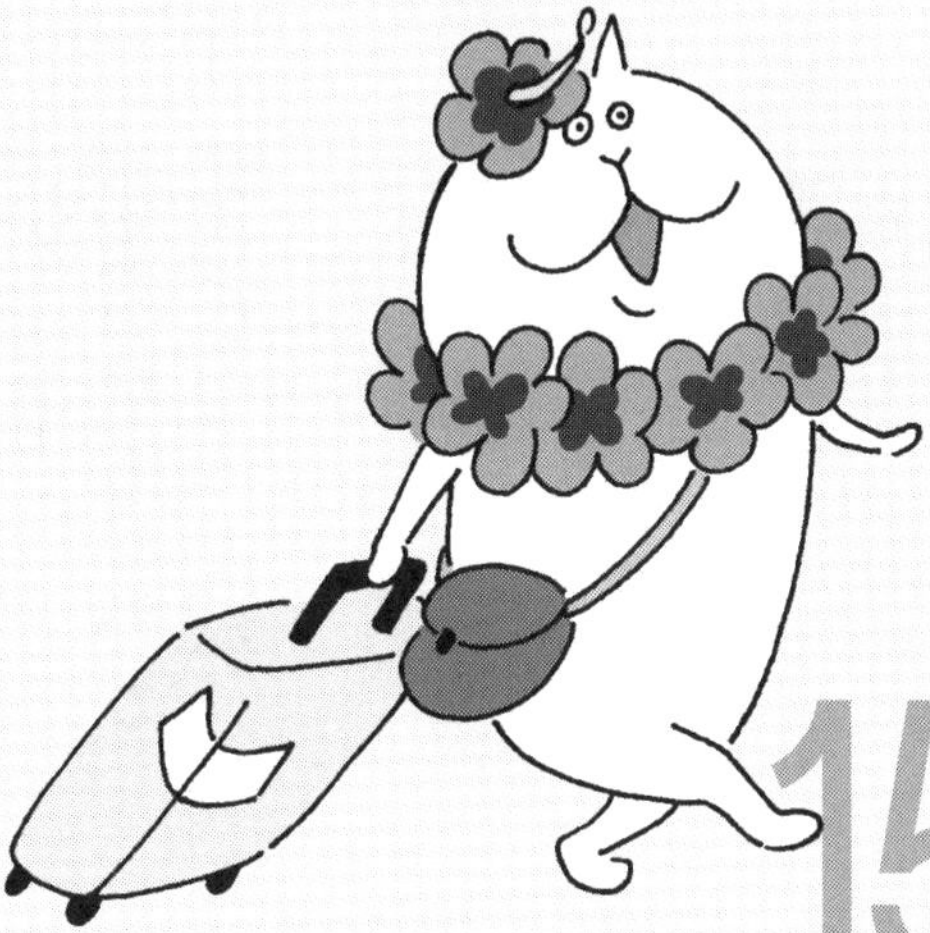

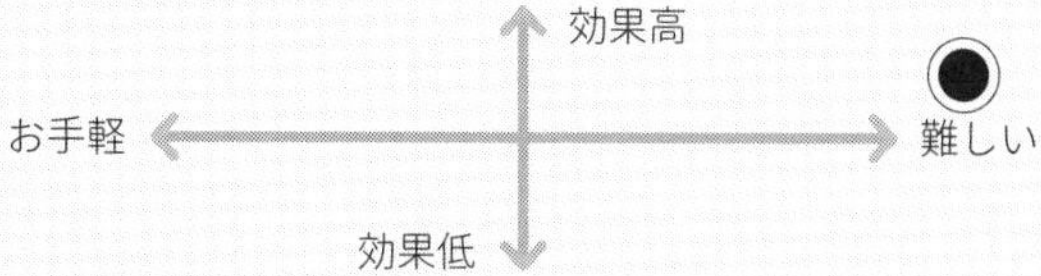

【効果】★★★☆☆

【手軽さ】★☆☆☆☆

【おすすめ度】★★★☆☆

【長所】	【短所】
今とは別の環境に身を置ける	ハードルが高すぎる & お金がかかりすぎる

旅行
↗効果高
↘難しい

旅行などの、非日常的な体験が恐怖になった話

うつ病になって少しだけ良くなったとき、彼女と熊本旅行に行ったことがありました。真夏の炎天下に阿蘇カドリー・ドミニオン（動物園）に足を運んだ際、入口の段階ですでに熱中症のような症状に見舞われました。

今思えば、熱中症というよりパニック発作に近いものだったのではないかと思います。「熱中症になったらどうしよう……」という恐怖感ばかりが心を支配していたので……。

クーラーの効いた車内で少し休んでいるとすぐに体調は戻りましたが、阿蘇カドリー・ドミニオンに入ることができなくなってしまったんです。

そしてもう1つ。彼女と一緒に応援しているB'zのコンサートに足を運んだときのことです。

ヤフオクドームで前から5番目という、ファンクラブに入っていてもそうそう取れない

場所で座り込んでしまいました。しかも、**ライブ開始数秒で**（笑）。

演奏が始まって、いよいよ本人たちが登場か？というときに、胸が苦しくなり過呼吸気味になったのをよく覚えています。緊張と興奮のあまり、体調を崩してしまったのでしょう。

スタッフに肩を貸してもらいながら、盛り上がっている会場から遠ざかっていくとき、「自分はここにはふさわしくない人間だ……」と自虐するほどに落ち込みました。

・彼女の前で情けない姿をさらしてしまった
・大事なイベントをつぶしてしまった

この2つのネガティブな記憶から、非日常的なイベントごとが「恐怖の対象」となってしまったのです。

恐ろしいことに、最初は県外の遠い場所に対しての恐怖感だったのが、遠出の経験が減ってくると、県内の近場の場所さえも怖いものに変わっていきました。外に出ないことによって、自分がアウェイだと感じる範囲が広がっていったという感じでしょうか。

旅行
↗効果高
↘難しい

東京に2泊3日で旅行をして、恐怖を克服するきっかけになった話

これまたB'zなのですが、2018年の4月1日〜6月15日の期間、30周年記念イベント「エキシビション」が東京の有楽町で開催されました。

彼女は1人で行くと言っていたのですが、グッズをたくさん買ったりするはずなので（実際に5万円以上買ってました……）、とても1人じゃ大変だろうとのことで、本当は怖くて怖くてたまらなかったんですが「かっこつけ」でついていきました。

- 今回、ライブはない
- 「荷物持ち」としてついていくだけ

たったこれだけなので、恐怖を克服する訓練になるだろうと思ったんです。しかし、

彼女のB'zへの愛は、私の想定をはるかに超えていました……。

11時からの予約券を持っていたものの、「そんな時間にのうのうと並んでいたら、グッズなんて買えないよ！」とのことで、8時に現地入り。まだ会場は開いていないというのに、すでに長蛇の列ができていました。

そう、なんとグッズを買うためだけに、3時間も並んで待つことになったのです。しかも、グッズを購入した後は、一度ホテルに戻ってもう一度突入。

次は、展示会。これまでのB'zの歩んできた軌跡を堪能しました。ギター、衣装、ライブグッズ、未発表曲の楽譜&歌詞など、ファンにとっては見ずに死ねない！と言っていいほどの神イベントです。

私も彼女ほどではないもののファンなので、興奮気味に楽しみました。なんとこれが1日だけではなく、2日間ぶっ通し。

私は1回行けば十分なのですが、彼女は何度行っても足りない様子でした。いやはや、本物のファンとは恐ろしいもので……。

この旅行中、恐怖感はなかなか消えてくれませんでした。私が体調悪くなると、この神イベントが2人にとっては地獄と化してしまうのです……。

そして、絶対に失敗できないプレッシャーの中で、なんとか体調を崩すことなく帰宅することができました。


この日をきっかけに、イベントの参加や登壇など、リアルの活動を大幅に増やしました。これまでは怖くてできなかったのですが、**「あの B'z のイベントを乗り越えた」という事実が私に自信をもたらしてくれています。**

コンサートに足を運ぶことはまだ無理ですが、遠出に関しては克服できたのではないかと思います。


この経験から、**恐怖は立ち向かうことでしか打ち消すことができない**んだなと、身をもって理解しました。

体育会系のように、「気合いで乗り越えろ!!」なんて言うつもりはまったくありませんが、事実として「恐怖に打ち勝つには立ち向かうしかない」というのは、単純明快でありながら、残酷な真実だな……と思っています。

ハイリスク・ハイリターンなので、精神科医やカウンセラーと相談しながらがよい

当然ながら、良いことばかりではありません。私は、たまたまうまくいったにすぎないんです。

失敗したら大きな痛手を負うだろうな……と思いつつも、「まぁやってみるか！」と思えたのは、ある程度状態が良くなっていたからでしょう。

「よし！　恐怖症を克服するためにやってやる!!」と、**状態が良くないにもかかわらず突っ走ることは危険極まりない行為です。**

私は以前、だれにも相談せずに就職活動をしたことがあります。履歴書を提出した最初の会社にお断りされてしまい、自分でも驚くほど体調を崩しました。

旅行
↗効果高
↘難しい

履歴書を提出して、たった1回断られただけですよ？　今思っても本当にびっくりなのですが、当時の私はまだ状態が良くありませんでしたから、小さなショックを体全体で受け止めてしまったのだと思います。

その後、2、3か月ぐらいは暗い闇をさまよったものです。

そういえば、東京旅行に行く前にカウンセラーに相談してたんでした。「体調を崩すのが怖い」と。

そうしたら、私のカウンセラーはこう言いました。

「今のほっしーさんなら、問題ないと思いますよ？」

専門家からのお墨つきはやはり心強いものです。お墨つきの信頼度はその人との人間関係にもよるので、精神科医、カウンセラーともに、自分にちゃんと合う人なのかどうかしっかり見分けるのは、本当に大事です。

友人と遊ぶ

16

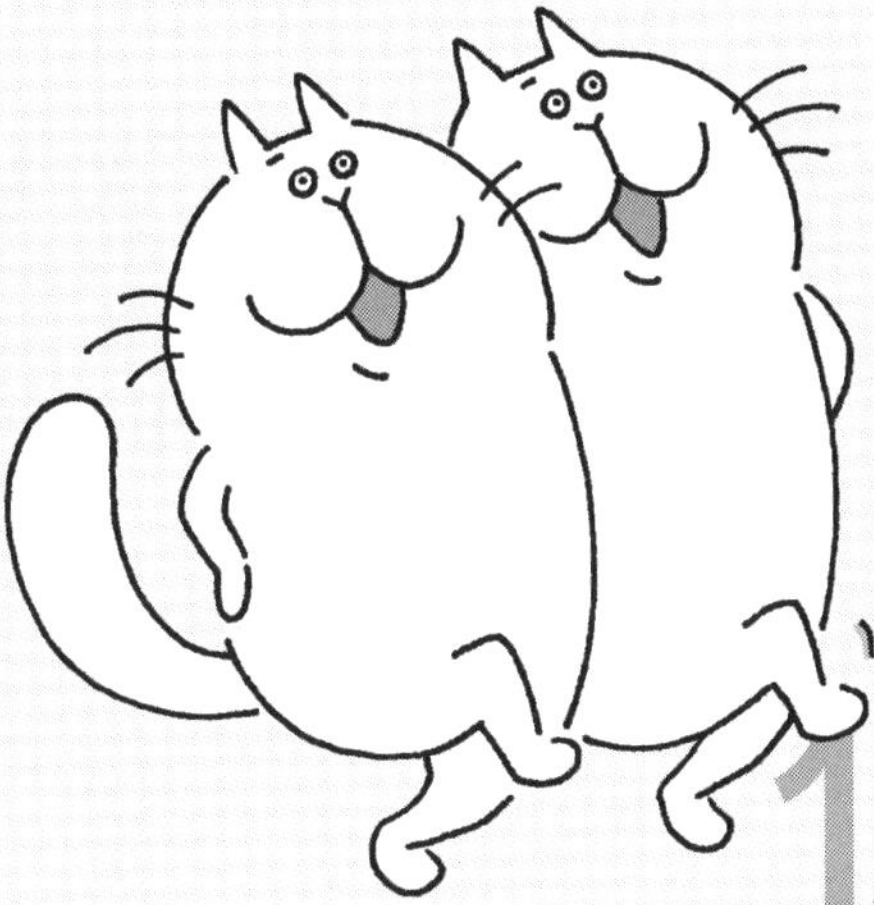

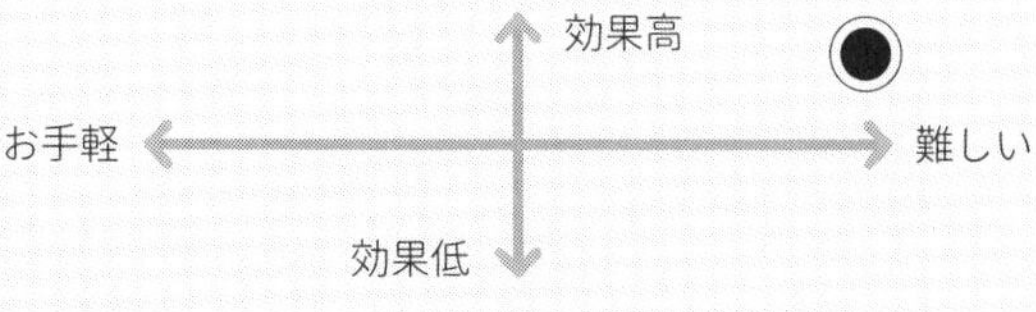

【効果】 ★★★★☆

【手軽さ】 ★☆☆☆☆

【おすすめ度】 ★★★★★

【長所】	【短所】
視野が広がりやすい	ストレスを受けやすい

友人と遊ぶ
↗効果高
↘難しい

人間関係でうつになり、人間関係でうつが回復する

ストレスが原因でうつ病になったという人は、いろんな理由があるとは思いますが、現代社会では人間関係が原因であることが多いでしょう。

昨今、ニュースではパワハラやセクハラが大きく取りざたされるようになりましたが、それらに縁のない人たちも悩み苦しんでいます。

私が働いていた職場は、決して人間関係は悪くありませんでした。むしろ、かわいがられているという印象すらあったほど。しかし、どうにも肌感は合わないといつも感じていたのです。

加えて、難度の高い仕事（車関係のシステムエンジニアでした）で、プレッシャーも強い。配属された部署には、同期がおらず、相談できる相手がいないと寂しい気持ちになっていました。

「仕事の悩み」は、それこそ先輩に相談すれば解決するものですが、寄り添ってもらって

痛みを共有することは、同じレベルの人でないとできないと思うんです。

結局、職場に居場所がないと感じた私は、自分をどんどん追い込んでいって、うつになってしまったのです。

『嫌われる勇気』という本が大ベストセラーになりましたが、あの本に登場するアドラー心理学の提唱者、アルフレッド・アドラーも「すべての悩みは人間関係にある」と言っているほどなので、「だれもが人間関係でうつ病になるかもしれない」と言っても言い過ぎではないでしょう。

私はブロガーとなって情報発信を続けていますが、**応援してくれる人や仕事で知り合った人たちとのかかわり合いの中で、自分が成長し、少しずつ世の中が生きやすいものとなっていきました。**

いつの日か、カウンセラーに「ほっしーさんは、人間として成熟できていない部分がまだあります」と言われたことを思い出します。もちろん今でも未成熟でしょうが、過去の自分を振り返ると、すごく狭い視野で物事を考えていたなぁと思いますね。

人間関係の中で、さまざまな価値観を取り入れて噛み砕き、血肉としていった結果、視野が広がったのでしょう。**広い世界を見渡せるようになると、人間は余裕が出てきます。**その余裕が精神の安定につながるのです。

ネットで価値観の合う友人をつくる

「でも私は……現実世界に友達がいない……」そんな人もいるでしょう。私もうつ病になってから友人が減ったので、その孤独な気持ちはすごくよくわかります。

しかし今の時代、リアルで友人がいなくても心配することはありません。**ネットで友達をつくればいい**のです。

SNSは何でもいいですが、**友人をつくる目的でいちばん楽なのはツイッター**だと思うので、何かの趣味についてガンガン発信してみましょう。

「他人にどう言われるだろうか？」などと気にせずに、**自分の価値観を丸めることなくと**

んがって発信するのです。

発信を続けていくと、価値観の近い人たちにフォローされていきます。**少人数でいいのでワイワイ盛り上がっていると、いつの間にかコミュニティができ上がっていきます。**

形のない仮想的コミュニティですが、お互いに信頼関係を高めていくと、実際にリアルで会ってみようといった話になるのです。私もこの流れで、ブロガー友達がたくさんできました。

リアルでもつながりを持つと、より強固な関係になります。場合によっては、リアルのみの友人よりも強固になっていくでしょう。基本的に、ネットで知り合った人たちのほうがしがらみが少ないので、離れるときもあっさりしていて楽です（笑）。

リアルの世界と違って、ネットの世界では**価値観の合わない人はいっさい相手にする必要はありません。**話し合うだけ時間の無駄です。だって、議論してお互いの精神性を高めようみたいな、そんな崇高な理由をもってSNSをはじめたわけではないでしょう。

友人と遊ぶ
↗効果高
↘難しい

大切なのは、自分が情熱を傾けられる趣味に全エネルギーを注ぎ込むこと。それを応援してくれる人とつながることです。

人から嫌われないように八方美人的な振る舞いをしていたら、だれの印象にも残りません。好かれるとは、すなわち嫌われることなのです。

もし、ネットで叩かれても心配する必要はありません。叩いてきた人のことをちょっと調べてみましょう。もし価値観が合わないなこの人……と思ったら、完全にあなたの勝利です。

なぜなら、**価値観の合わない人に嫌われるということは、価値観の合う人に好かれている可能性が高い**からです。そしていっさい、反応する必要はありません。ネットで人を叩く人たちは、かまってほしくてしかたがないのです……。

私が今、リアルでもつき合いのある人たちのほとんどは、ネットで知り合った人ばかりです。お互いの発信の内容を見ているので、「あ、どうも、はじめまして……」みたいなめんどくさい社交辞令も入れなくていいから、人間関係が本当に楽。

好きなものは好き！　嫌いなものは嫌い！　嫌いな人とはネットではかかわらない！と決めていると、ネットの段階で嫌いな人たちはスクリーニングされていきます。**ネットで知り合い、信頼関係を深めてリアルで会う。**この流れが最もコミュニケーションコストが低いのです。

合わない人とはすぐにつき合いをやめる勇気を持とう

なんとなく考え方が合わないとか、理由は特にないけど好きじゃないという人がいる場合、**遠慮なくつき合いをやめてしまったほうがお互いのため**です。

不思議なもので、「この人なんか違うな……」と思っていると、相手も同じことを考えているんですよね。お互いなんとなく嫌いだと思いながら、表面上ニコニコ笑いながらつき合うのは、とても疲れることじゃないですか。それを続けていると、また人間関係でうつが悪化してしまいます。

私たちは社会から一定の距離を取らざるを得ないものの、完全に切り離されてしまうと生きていけません。人間は社会的な動物なので、孤独には耐えられないようにできているのです。

「自分からつき合いをやめるなんて、申し訳なくてできない……」という人もいるでしょう。気持ちはわかります。なんだか人間を選別しているような感じで、気が引けますよね……。

ただ、私は**「人を選別する」のは悪いことではない**と思うんです。さっきも言ったように、合わない人と無理につき合っているほうがお互いのためにならないんですよ。

「人を選別している」と思うからつらいのであって、**お互いの貴重な時間を守るために、汚れ役を買って出てあげよう**と考えると、少しだけ気持ちが楽になるのでオススメです。**やっていることは変わらないのに、考え方を変えるだけで不思議なほど心が軽くなる**んですよ。

そうです。あなたが感じているとおり、ただの正当化なわけですが、**うつ病になる**

人は真面目すぎるので、少しぐらい正当化しちゃってもいいんですよ。

いちばん大切なことは、いつだって自分の心が軽くなるかどうかなのです。人をむやみに傷つけてはいけないことは当たり前ですが、自分だってむやみに傷つけちゃいけませんよ。

人間関係が良好になれば、「効果が高い・お手軽」にグレードアップ

私にとっては、うつ病かどうかなど関係なく、一人の人間としてつき合ってくれる人たちが数人いるのはとても心強いことです。腫れ物に触るように過度に気を使われるのも嫌ですし、かといってうつ病を拒絶されるのも傷つきます。

もう、うつ病がなかった頃のように、同じラインでつき合ってくれるのが最高にうれしいんですよね。配慮してもらえることはうれしいといえばうれしいですが、少し距離を感

じてしまうので微妙な気持ちになります。

それだったら、多少傷ついても、冗談で「ほんとにうつ病なの〜? 元気そうじゃん(笑)」なんて言われたほうがマシだとすら思っています。

自分にとって心地良い人間が複数人いると、友人と遊ぶことは「効果が高い・難しい」グループから「効果が高い・お手軽」グループへ移行できるでしょう。

これまで書いてきたように、人間関係の難しいところは嫌いな人間を減らして、好きな人間を残すことです。環境によって人はたくさんのしがらみにとらわれることがあるので、難易度が上がってしまうんですよね。

しかし**そのしがらみは、実は簡単に取れるものなのかもしれませんよ。**

17 認知の改善

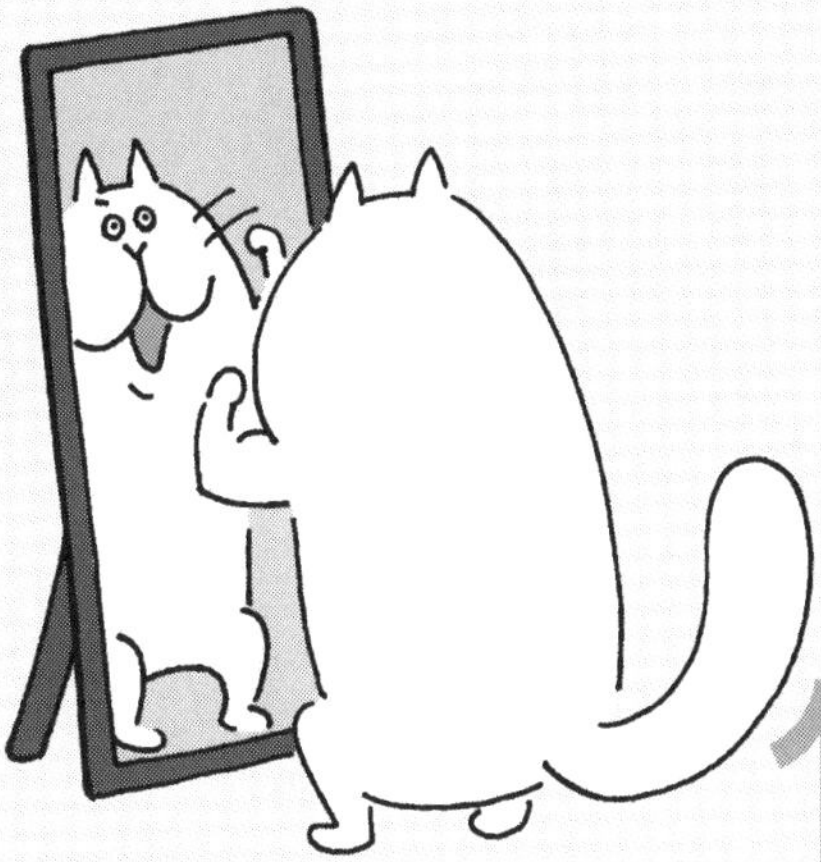

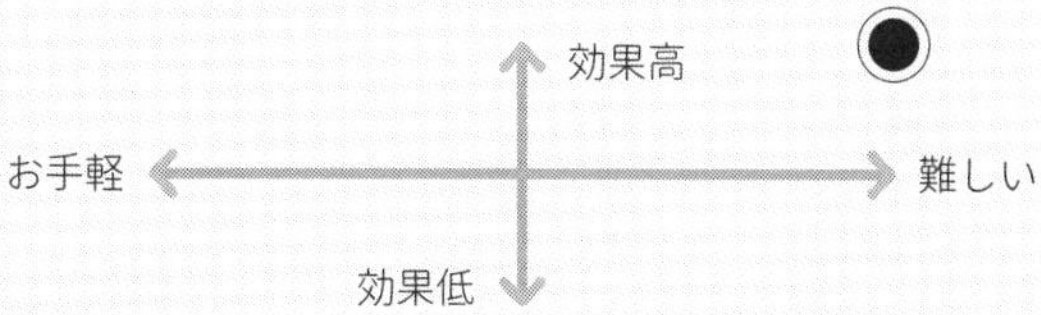

【効果】★★★★★

【手軽さ】★★☆☆☆

【おすすめ度】★★★★★

【長所】	【短所】
圧倒的に生きやすくなる	専門家のサポートがないと難しすぎる

認知の改善
↗効果高
↘難しい

「認知のゆがみ」とは？

デビッド・D・バーンズにより提唱された理論です。簡単な言葉で説明すると、「推理のミス」です。私たちは、人間関係の中で推理をすることがたくさんありますよね。

たとえば、「挨拶したのに、返ってこなかった。自分は嫌われているのではないか？」といった形です。**嫌われているかどうかは実際にわからないのに、そうとしか思えない。**これも、「認知のゆがみ」の一種といえます。

海外では、うつ病患者のバイブル本ともいわれている『いやな気分よ、さようなら』の著者でもあるデビッド・D・バーンズ。この本では、「認知のゆがみ」には10種類あると言っているので、順に見ていきましょう。

1. 「全か無か」思考

ものごとを白か黒かのどちらかで考える思考法。少しでもミスがあれば、完全な失敗と考えてしまう。[24]

0か1か、黒か白か、成功か失敗か……。**グレーゾーンのない、自分を追い込む考え方**です。私は精神科医にうつ病と診断されたとき、「もう人間として完全に終わった、自分は生きる価値がない」と思っていました。

もちろん、**うつ病になったからといって、人間の価値は何も変わりません。**うつ病というやつは、あくまでゲームで言うところの「状態異常」にすぎないのですよ。毒状態になっていると考えてください。

歩けば歩くほどダメージを受けるところも、なんだか似ていますね（笑）。悲しいことに、ゲーム内にあるような毒消し草は、まだ現実世界には存在しませんが……。

「完璧主義」についてですが、**完璧というものは永遠に訪れない**んですよ。

たとえば、全力で仕事をこなして１００％のクオリティを出せたとしましょう。すると、新しい景色が見えるようになります。それまで到達できなかった場所に立てているので、見える景色も変わってくるのです。

高い場所に立つと、もっと高い山が見えるのと同じように、100%の基準が変わるだけなのです。つまり、100%には永遠に追いつくことができず、達成したその瞬間に「新しい100%」が生まれます。

だから、ずっと自分をほめられない、許せない、認められない。苦しい生き方なんですよ。

2. 一般化のしすぎ

〜〜

たった1つのよくない出来事があると、世の中すべてこれだ、と考える。[24]

たとえば、あなたがツイッターで自分の意見を発信したとしましょう。

あなた「うつ病はきっと治るものだと思う。ゆっくりだけど、よくなってきてる」

これに対して、こんな返信が来たとします。

Aさん「私は今、とても苦しんでいます。あなたのツイートを見て傷つきました。今、状態が悪い人がいることも忘れないでください」

あなた「ごめんなさい」

（……そっか……みんなそんなふうに考えるんだ……「うつ病が治る」なんて言わないほうがいいよね……私が悪い……）

これはまさに「一般化のしすぎ」です。たった1つの攻撃をすべてだと思ってしまっている。ネット炎上がわかりやすい例です。

まるですべての人に嫌われたかのような錯覚に陥ってしまいますが、先述のある調査によると、**1年間の間に炎上に加担して書き込んだ人は全体の0・5％しかいない**のです。(25)

仮にあなたが炎上したとして、すべての世の中の人に嫌われたと思ったとしても、加担している人は0・5％程度に過ぎないということになります（1年中燃え盛り続ける案件など、そうそうありませんよ）。

それに残念ながら、世の中すべての人に好かれることは、絶対に無理な話なんですよ。人間関係に摩擦を起こさないように八方美人的な態度を取る人は、嫌われないように振る舞います。確かに摩擦は少なくなりますが、八方美人的な態度を嫌う人がいることもまた事実。

では逆に、いつも素でつき合っていて、八方美人より衝突が多い人がいるとしましょう。こういう人は確かに敵が多いです。ネットでも発言の強い人はよく叩かれます。

しかし「よくぞ言ってくれた！」というように、慕う人が増えることも事実。

結局、あなたがどのような振る舞いをしようとも、**好かれるときは好かれるし、嫌われるときは嫌われる**のです。

あなたを嫌うかどうかは相手の感情で決まり、あなたがコントロールできる範囲ではないことを知っておくと、自分らしく振る舞うことができるようになります。

3．心のフィルター

たった1つのよくないことにこだわって、それればかりくよくよ考え、現実を見る目が暗くなってしまう。ちょうどたった1滴のインクがコップ全体の水を黒くしてしまうように。(24)

私にも、心にネガティブフィルターがかかっていた時期がありました。

「うつ病だから、何をしたってダメなんだ……」――このフィルターは強力で、恐ろしいものがあります。

まだそんなに状態が良くないときに、旧友と親交を温め合う飲み会に参加したことがあります。そのときの彼らは、愚痴を言いながらも社会人していました。

私は顔では笑っていましたが、「あぁ、自分とは違う人たちなんだ……」。

まるで、人生何もかもが、うつ病になったことで終わったみたいにとらえていたんですよね。このときは、楽しいことがあっても楽しめない自分がいました。

つねに「自分はうつ病フィルター」がかかって、世の中が灰色に見えた。**現実は「ただうつ病である」というだけで、うつ病だからといって何かが特別に変わるわけではないんですよ。**

あなたにも本当はすごい才能があるかもしれないのに、「心のフィルター」のせいで行動力を削いでしまっているのかもしれませんよ。

4．マイナス化思考

なぜか良い出来事を無視してしまうので、日々の生活がすべてマイナスのものにな

ってしまう。(24)

「調子良さそうだね！」と、周囲の人に声をかけられることがあります。この言葉は、うつ病の人にはプレッシャーになることがあります。

なぜかというと、**「マイナス化思考」が邪魔をしてくる**から。

ほとんどの人は、ただ反応してしゃべっているだけです。

「うつ病って聞いてたけど、元気そうじゃん！」と考えているだけのことが多いでしょう。

しかし、当時の私はこんなふうにとらえました。

「『早く社会復帰しろ！』という意味では……？　はぁ……」

顔や態度には出ないようにしながらも、人間は直感でとらえちゃうものなので、たぶん気づかれてしまっていたでしょうね。

私から離れていった人たちは、きっとそれを察知してしまったんだと思います。

このように、**良い出来事であるはずのものをマイナス化してしまうことで、人間関係も崩壊させてしまうことがある、**厄介な「認知のゆがみ」の一種です。

5．結論の飛躍

根拠もないのに、悲観的な結論を出してしまう。

a．心の読みすぎ：　ある人があなたに悪く反応したと早合点してしまう。(24)

たとえば、あなたが友人と話していたとしましょう。自分の意見を言ったときに、「ふーん」という反応が返ってきました。とてもそっけなく、自分の意見に反抗的な態度に見えました。

……よくありそうな話に見えますが、相手はあなたの意見に対して本当に反抗的な態度を取ったのでしょうか？　次のようなことも考えられるはずです。

・たまたま別のことを考えていた
・あなたの意見を聞いて、理解するまでに時間がかかっている
・単に回答がめんどくさかった
・特に理由はない

むしろ、「嫌われてしまったのではないか？　あー自分は……」なんて自己嫌悪になっているあなたを見て、初めて「めんどくさいなこの人……」という態度を取りはじめるかもしれません。

それを見たあなたは、「そら見たことか」と、嫌われるまでの結果のみに注目してしまうのです。

人の気持ちなんてわからないものですし、**移り変わりも秋の空なんてレベルではありません。** **気にするだけ、時間と気力の無駄であることが多い**のです。

〜b.　先読みの誤り：　事態は確実に悪くなる、と決めつける。(24)

うつ病の治療をはじめたばかりのころ、こんなことを考えるときがあります。

「抗うつ薬が効いている気がしないし、社会復帰もなかなかできない。自分はずっとクズのままだ……このままじゃ、両親や彼女から捨てられてしまうのではないか。いや、きっとそうなるんだろう。自分は1人寂しく死んでいくんだろう」

まさに、「先読みの誤り」です。**将来がどうなるかなんて、だれにもわからない**んですよ。

たとえば、通院の帰りになんとなく宝くじ売り場に足を運んで1枚だけ買ってみたら、1億円が当たることだってあるかもしれないんです。さすがにないでしょうけど（笑）。

それこそ、うつの症状が強くて天井ばかり見上げていたころは、このような形で本を出版するなんて思ってもみませんでした。ブログを書きはじめたときだって、「いつか本を出すんだ！」なんて意気込んで書いていたわけではありません。「こっそりいつか達成したいことリスト」には、「本の出版」と書いていたんですけどね（ここだけの話ですよ）。

6．拡大解釈（破滅化）と過小評価

自分の失敗を過大に考え、長所を過小評価する。逆に他人の成功を過大に評価し、他人の欠点を見逃す。双眼鏡のトリックとも言う。(24)

私のブログの読者の方で、自分のことをダメ人間だと思っている女性がいます。彼女はうつ病とパニック障害持ち。しかし彼女には、絵の才能と「聞き上手」という才能があります。でも私がそこを指摘しても、絶対に認めようとはしません。

認知の改善
↗効果高
↘難しい

また、彼女は過去の失敗をすごく悔やんでいます。一般論として考えても、その問題の大きさが彼女の人生に与える影響は少ないでしょう（もちろん悩みは主観的なものなので、他人と比べて軽いんだからとは言えませんが……）。逆に、私が情報発信をしていて、かつツイッターのフォロワー数が多いのを、すごいとほめたたえてくれます。

これはまさに、「拡大解釈と過小評価」の関係性ではないでしょうか？

私ぐらいのフォロワー数（執筆時８５００人程度）であれば、探せばわりと見つかります。しかし、彼女ほどの聞き上手さや絵の才能はなかなか見当たらないと思っています。

こうした「認知のゆがみ」は、ネガティブ思考の強い健常者にもよく見られます。

世の中、偉そうに叱ってくる人たちはたくさんいますが、ほめてくれる人はなかなかいません。

自分ぐらいは自分を認めないと苦しい人生になってしまうので、自分の才能にも目を向けてあげましょう。

才能といっても、ウサイン・ボルトの足だったり、ピカソの絵だったり、そんな高尚なものでなくてもいいんです。人よりちょっと得意なこと、だれにでもあるはずです。その得意を伸ばしていけば、一分野の第一人者になることは、実はそれほど難しくありません。

いま現実に存在している才能のある人たちの大多数は、あきらめずに自分の得意なことを伸ばし続けてきた人たちだと私は思っています。生まれ持った天賦の才能ももちろんあるでしょうが、それがすべてではありません。

継続しなければ人は衰えていくものですから、継続した者勝ちなのです。継続できる人はそもそも少ないですから。

7. 感情的決めつけ

自分の憂うつな感情は現実をリアルに反映している、と考える。「こう感じるんだから、それは本当のことだ」(24)

認知の改善
↗効果高
↘難しい

抗うつ薬を飲みはじめたころにネットで検索すると、「うつ病の薬はとにかく副作用が多い。ほかの薬よりもつらい」といった意見をたくさん目にしました。

当然、飲みはじめのころはうつ急性期なので、一個人の意見ではなくそれがすべての意見かのように受け取ってしまいました（「一般化のしすぎ」ですね）。

健康な人が普通に生活をしていても、ちょっとした体の不調というのは出てくるものです。

- 今日はなんだか頭が痛い
- ん？　お腹が張っているなぁ
- 昨日飲みすぎたかな？　ちょっと吐き気がする

しかし、抗うつ薬を飲みはじめたころは、**「ほらやっぱり!!　薬の副作用が出てる!!」**と決めつけていました。

抗うつ薬による副作用なのか、ただ単に体調を崩しているのか判別することは素人には難しいので、副作用「かもしれない」けど、実際のところはわからないよね、というのが真実です。

ただ、**ポジティブな意味合いの「感情的決めつけ」は大事なのではないか、**と私は考えています。「プラセボ効果」をご存じでしょうか？

ヒトの体には、とても不思議な一面があります。乳糖やでんぷんなど、くすりとしての効き目のないもので錠剤やカプセル剤をつくり、頭痛の患者に本物のくすりとして服用してもらう実験をすると、半数くらいの人が治ってしまうこともあります。

くすり（に似たもの）を飲んだという安心感が、体にひそむ自然治癒力を引き出すのかもしれません。

これを「プラセボ効果」といいます。プラセボは、一般に偽薬《ぎやく》と訳されていますが、くすりに似せた気安めのものといってもいいでしょう。(26)

「人の思い込みの力」「病は気から」は、だてじゃないということです。ポジティブな側面では想像しづらいかもしれませんが、ネガティブな側面では想像しやすいのではないでしょうか？　少しの体調不良を一日中気にしていると、どんどん体調は悪くなっていくものです。

私は、**うつ病はネガティブな思考に取り込まれてしまうことが、最も治りを悪くしている原因ではないか**と考えています。ネガティブ思考によって暗い気分が強化されていき、自分の将来さえも暗いものとしか考えられなくなってしまうのです。

他人も信用できなくなり、通っている病院の医師さえも……。

プラセボ効果や「病は気から」の話をすると、「じゃあ、うつ病は甘えってこと？」と突っ込まれそうですが、私は逆に「甘えで悪いのか？」と思っています。

問題は、社会生活や日常生活に支障をきたしていることです。たとえ、甘えや気持ちの問題でうつ病になった……もしくは診断を受けていなかったとしても、「本人が苦しんでいること」それ自体が問題のはずです。

私はオンラインでもオフラインでも、うつ当事者の方と会ってきましたが、「甘えている」と感じた人はただの一人もいませんでした。むしろ、**甘えるのが下手な人が多い**んです。

どうしてもっと甘えないんだろう……と感じましたよ。私も含めて、ですが。

8．すべき思考

何かやろうとする時に「～すべき」「～すべきでない」と考える。あたかもそうしないと罰でも受けるかのように感じ、罪の意識を持ちやすい。他人にこれを向けると、怒りや葛藤を感じる。(24)

多くの日本人がこの思考に悩まされていることでしょう。うつ病を患っている人は10倍増ぐらいでしょうか（感覚値です……）。

- 早くうつ病を治す「べきだ」
- 早く社会復帰して普通の人に戻る「べきだ」

認知の改善
⤴効果高
⤵難しい

たしかに、できることならうつ病は早く治ったほうがいいし、社会復帰も早いほうがいいでしょう。そこを疑う人はだれもいません。

しかし、**「べきだ」という考え方はあまりにも苦しいのではないでしょうか。**できなければ捕まるわけでも、見捨てられるわけでもないはずです。

また、この「すべき思考」にとらわれると、**何か失敗をしてしまったときにそこから得られる教訓を無視してしまう傾向があります。**

私が「すべき思考」にとらわれていたころの話をしましょう。

うつ病には散歩がよいと聞いて、散歩をはじめました。奮発してウォーキングシューズとウェアまで購入。意気揚々と歩いていると、一人の女性に声をかけられました。

「あら、お散歩ですか。いいですね」

うつ病で自宅に引きこもっていた期間が長かったので、上手に返答することができず……自己嫌悪です。

「うわぁ……ちゃんと返事をする『べき』なのに、無視してしまった……」

次の日は雨が降っていました。買ったばかりのウォーキングシューズを汚したくなかったので、散歩は中止。

その次の日は晴れたのですが、以前の女性に返答ができなかったことを悔やんでいて、外に出ることができませんでした。

「たったあれだけのことで凹んで……晴れているから散歩をする『べき』なのに、無理だ……」

振り返ってみると、すごい「認知のゆがみ」ですね……。「すべき思考」にとらわれていない今なら、次のように考えることができます。

・次からは適当に挨拶を返すなり、笑ってごまかせばいいか
・そもそも見知らぬ人に急に話しかけられたら、だれだってとまどうわ！
・気が乗らなかったら、無理に散歩しなくていい
・散歩やめたからって、うつ病が悪化するわけでも、治らなくなるわけでもない
・気が向いたらまた挑戦してみればいい

また、**他人にこの思考を向けると危険です**。世の中には、楽をして生きているように「見える」人たちがたくさんいますよね。

「彼らはもっと苦労するべきだ。私はこんなに苦しんでいるというのに……」と思ってしまいます。自分のうつの苦しみを、他人にぶつけてしまうんです。

しかし、そんなことをしても意味がないどころか、嫌われてしまうだけ。

あえて楽をして生きているように「見える」人と書きましたが、実際に楽してるかどうかなんて、私たちにはわからないのです。その人と24時間一緒に過ごしているわけではな

いのですから。

同じ人間でわかり合える部分もありますが、ほとんどはわかり合えない。**同種でありながら、別種のような存在。**それが人間だと私は思っています。

9. レッテル貼り

極端な形の「一般化のしすぎ」である。ミスを犯した時に、どうミスを犯したかを考える代わりに自分にレッテルを貼ってしまう。「自分は落伍者だ」

他人が自分の神経を逆なでした時には「あのろくでなし！」というふうに相手にレッテルを貼ってしまう。そのレッテルは感情的で偏見に満ちている。(24)

「一般化のしすぎ」が、より強化されたものだと考えてください。うつ病になって認知がゆがむと、ここまで進んでしまう人が多いかもしれません。

最近ではSNSが発達して、気軽にだれの意見でも見聞きすることができるようになっ

認知の改善
↗効果高
↘難しい

てしまいました。SNSは使い方さえ間違えなければ面白いものですが、「一般化のしすぎ」をより強化し、「レッテル貼り」までの移行期間を極端に短くします。

「一般化のしすぎ」のところで、ツイッターを例に説明しました。たった一人の攻撃者しかいないのに、世の中すべてがその意見だと思い込んでしまうということでしたね。

「レッテル貼り」は、そこからさらに一歩進んで、「人を傷つけてしまった……だから自分はダメ人間なんだ。自分なんて発言する価値のない人間だ」と、レッテルを貼ってしまうことです。

このレッテルによって、何をするにしてもネガティブな側面ばかりに注目し、それが現実化したときには、なおレッテルが自分に浸透していきます。

いつしかレッテルが、自分のアイデンティティと重なってしまうので注意が必要です。

私がいつも危惧している「不幸慣れ」の状態に陥ってしまいます。

「不幸慣れのレッテル」は、つねに新しい挑戦を邪魔してきます。やってみなければわからないのに、「自分なんてどうせ……」と、最初から挑戦を拒んでしまうのです。
うつ病に効果的だといわれている運動も、ある程度強い決心がなければはじめることは難しい。何ごとも習慣化するまでが大変なのです。

車だって、最初は強くアクセルを踏んであげなければなりません。いったんスピードに乗れば、それほどアクセルを踏まずとも進むことができます。

人生もうつ改善も、最初のアクセルが踏めなくなることの弊害は大きなものなのです。

10. 個人化

何か良くないことが起こった時、自分に責任がないような場合にも自分のせいにしてしまう。(24)

わかりやすい例として、就活が挙げられるでしょう。「今回は残念ながら、不採用とな

認知の改善
↗効果高
↘難しい

ります」——このような通知を受け取ったとき、次のように考えて落ち込んでしまう人が多いようです。

・自分に能力がないからだ
・きっと嫌われたんだろう
・はぁ、本当に自分はクズだ。きっとどこも採用してくれない

不採用になったことだけが事実なのであって、なぜ落とされたのかはわからないものです。ほとんどの場合、志望者に問題はなく、単に社風に合わないとか、今は求めていない人材だったとか、そんな理由でしょう。

私は人を採用した経験はありませんが、自分の仕事を切り出してだれかに任せたりすることはあります。決め手となる能力として、最低限これぐらいは……というものはありますが、そんなに高い基準を設けているわけではありません。雑に言ってしまえば、「なんとなく」で決めています。

さすがに会社の人事担当の方はここまで適当ではないでしょうが、実は似たようなとこ

ろもあるのかもしれませんよ。**人間の直感は意外と侮れない**ものですから。

それに、「自分に問題があるんだ！」と思っていても、実はまわりの人は気にしていなかったりすることが多いのです。

なぜかというと、「自分に問題がある」と思い込んでいる人のほうが多いからです。**自分ばかりが気になって、他人に興味を持っている人は実は少ない**のです。

「認知のゆがみ」は、どのようにして修正すればよいか？

「認知のゆがみ」を読んでいて、自分にもよく当てはまると思った人は多いはず。その気づきが大切です。**なぜ、このようにゆがんだ考え方をしてしまうのだろう、と気づくこと。すべてはそこからはじまるのです。**

認知がゆがんでいる人は、そのゆがみに気がつきません。それがもう普通になってしまっているので……。自分を客観視しながら「認知のゆがみ」と照らし合わせると、いかに自分がおかしな考え方をしているかに気づくようになります。

改善を1人でやる場合は、「認知のゆがみ」の提唱者でもある**デビッド・D・バーンズの『いやな気分よ、さようなら』を読むといいでしょう。**どのように改善していけばよいかくわしく載っていますし、書き込みできるワークも用意されています。

ただし、コンパクト版でも480ページ以上あるので、読書に慣れている人でないと厳しいかもしれません。

だれかと一緒にやる場合は、やはり専門のカウンセラーに任せるのが一番よいでしょう。いわゆる**「認知行動療法」**というものになります。

お金がかかるのが難点ですが、ドツボにはまることなく安全にいきたいならカウンセラーがオススメです。1人でやると、どうしてもドツボにハマる可能性が高いと思われますので……。

他人との比較をやめる

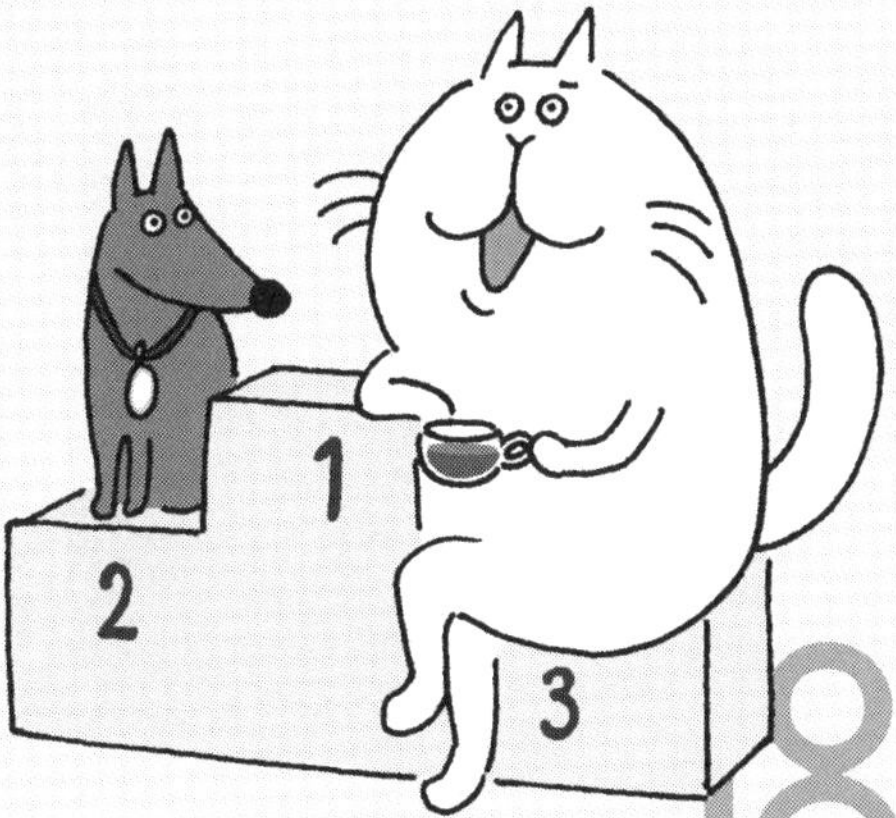

18

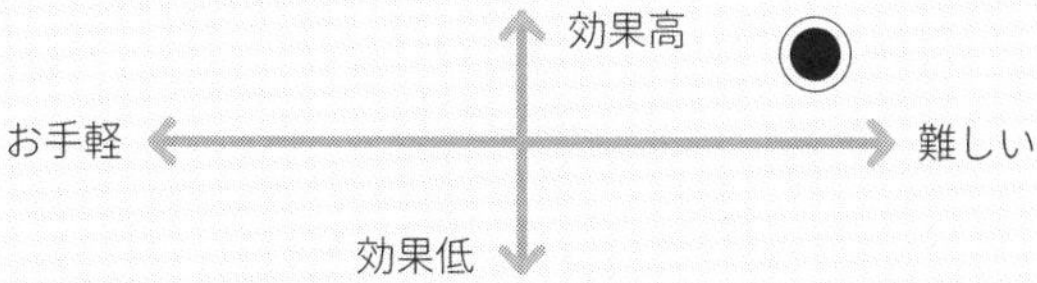

【効果】 ★★★★☆

【手軽さ】 ★★☆☆☆

【おすすめ度】 ★★★★★

【長所】	【短所】
自分を肯定しやすくなる	向上心が低下することがある

他人との比較をやめる
↗効果高
↘難しい

他人と自分を比較しようとしても、あまりに情報が少ない

大前提として、他人と自分を比較することは絶対に不可能なんです。なぜかというと、**相手の情報が少ないなかで判断するしかないので、過小評価 or 過大評価している可能性が高い**からです。

私の例で申し訳ないですが、ありがたいことに「ほっしーさんは才能があるから、うつ病でも個人で活躍されているんですよね」と言われたことがあります。でもそれは、「今の私しか」見ていないから言えることなんですよ。

ブロガーなので、「文章」という1つのくくりで考えてみても、特別な才能はないと言ってもいいでしょう。学生時代は国語の成績が「2や3」だったので、それほど得意というわけではありませんでした。

「筆者の気持ちを答えなさい」という問題なんて、「いやいや、だるいけど締切が近いか

ら書かないと……って焦りしかなかったんじゃね」とか思ってしまうひねくれた学生でしたから（笑）。

それはさておき、私がメンタルヘルス系のブロガーとしてネット上でそこそこ有名になれたのは、次の4つが要因だと分析しています。

1 比較的、症状が安定するのが早かった
2 私がはじめた当初は、ライバル不在だった
3 有名なブロガーさんが面白いと言ってくれて、名前が広まった
4 継続した

1〜3については、**はっきり言って運**です。しかしその運がつかめたのも、4があったからだと考えています。私と同じ時期にブログをはじめたメンタルヘルス系のブロガー数人を知っていますが、今はほとんど残っていません。

これは、メンタルヘルス系に限った話ではありません。「ブログは稼げるらしい」とい

他人との比較をやめる
↗効果高
↘難しい

う下心ではじめた人は数か月で撃沈します。私は発信することが好きだったので、稼げない時期も続けることができました。

こういう背景を知らずに、自分より優れている（ように見える）部分ばかりに着目してしまうんです。だれだってそれなりに努力はしていますが、時代の波だったり、たまたま運良くといった話は普通に起こりうるんですよ。

逆に、人の数十倍、数百倍努力しているのに、あまり結果が出ていない人も知っています。「ビジネスで成功するコツはこれだ！」といった本が多数出ていますが、ほとんどは再現性がないんですよね。

その著者だからこそ、かつその時代だったからこそ、そして「たまたま」うまくいったのです。おそらく、ほとんどの人がそうですよ。たまたまです、たまたま。

ただ忘れちゃいけないのが、たまたまだからといって適当にやっているわけではないということ。仮説と検証を重ねながら、他の人よりも多く行動しています。**質の高い「数撃ちゃ当たる」戦法**と表現したらいいでしょうか。

要するに、私たちは他人と比較するとき、大切なことがほとんど見えていないのです。**本来比べられるのは、数値化できるもののみ**ですよ。「どちらのほうが身長が高いか?」「体重が重いか?」とかです。

「どっちが人としてレベルが高いか?」の比較なんて、「どっちが優しい男か?」というぐらいフワッとしたものです。

他人と比較し続けていると、完璧主義が発動して自分を認められなくなる

たとえば、あなたは営業マンだとしましょう。先月は45万円売り上げました。上々の成果で、着実に成長しています。

昼休みの時間、ごはんを食べていると声が聞こえてきました。「Aのやつ、先月は50万円売ったらしいな。やるな〜」

悔しくなったあなたは、今月必ずAさんを超えるために目標設定を60万円としました。

一見すると、健全なモチベーションに見えますが、私に言わせれば**これは不健全なモチベーション**です。

まず、上々の成果で着実に自分が成長しているのに、ライバルを見つけて闘争心を燃やすことで、その成果を忘れてしまっています。

人はほめられたい欲求がありながら、だれにもほめられなくて飢えています。

みんな同じように自分をほめてほしいのに、だれも自分をほめようとしないんですよね。

まずは自分をほめてあげてください。

そして、「Aさんを追い抜くぞ！」と健全そうに見えるモチベーションは、メンタル的に見るとよろしくない。では、追い抜けなかった場合を考えてみましょう。

その場合、間違いなく落ち込むでしょうね……。うつ病になっている人は被害妄想が強いので、「なんて自分はダメなやつなんだ……と思うだろうな」と考えた人もいるかもしれません。

ちょっと話がそれますが、**うまくいかなかった結果とあなた自身の価値には何の関係も**

ないので、それらを結びつけないようにする訓練はしておいたほうがいいです。

就職活動で不採用通知を食らったのは、あなたがその会社に合わないと判断されたからであって、人としてレベルが低いというわけではありませんから。

さて、それでは、Aさんの売上に勝った場合を考えてみましょう。勝利した自分に優越感を覚えるかもしれません。少し罪悪感を感じながらも、Aさんより自分は優秀な人間だと思い込もうとするかもしれません。

しかし、その自尊心はどこから来ていますか？　そう、Aさんに勝ったことで得た自尊心です。これは本当に危険な考え方で、これから先出てくるライバル「Bさん、Cさん、Dさん、Eさん、Fさん……」に**「勝ち続けなければ」、あなたの自信は終わり**です。

この「条件つき自尊心」は、あなたの精神を追い込みます。Aさんに勝ったところで、次の新しいライバルであるBさんとの対戦中、こんなことを考えるでしょう。

「もしBさんに負けてしまったら、またあのときの雑魚の自分に逆戻りだ……絶対に負けられない……絶対に負けられないぞ……」

私たちは、国を背負って戦う日本代表選手ではないんですよ。負けたって、なんら責任はありません（彼らも責任はありませんが（笑））。

自分に過度なプレッシャーをかけてしまって、「負けたら終わり」な状況をつくってしまっているのです。

それが性に合っている人もいるのでしょうが、一度メンタルを壊してしまった人には厳しすぎる考え方だと私は思っています。

いま現在、私は在宅でお仕事をしていて「今日はいい仕事ができたな……」と感じられるのは、焦っているときではありません。つねにリラックスした状態で、パソコンに向かっているときだけです。

その**リラックスした状態を保つためにも、他人と比べることはしていません。**あなたにはあなたの、私には私の価値があるのです。

人がつくった指標で、人の価値を測るな

人はだれでも優秀でありたいという考えがあるので、ついつい他人と比較して「どっちが上か？　下か？」みたいに見てしまいがちですよね。

・テストの点数はどちらのほうが高いか？
・年収はどちらのほうが上か？
・ＳＮＳのフォロワー数は？

砂上の楼閣ですよ。これらはみんなが思っているよりもフワッフワで、簡単に崩れ去ります。

たとえば、現代だとＳＮＳのフォロワーが多いだけで仕事がきたりと、食べていくことはそれほど難しくありません。でも、こんなスキルはアマゾンの奥地に行けばまったく役に立たない。

ネット上ではツイッターのフォロワー10万人の人は食うのに困りませんが、サバイバルスキルがなければ早々に死んでしまうでしょう。

テストで高得点が取れたって、大人になってお金が稼げる人間になるとは限りません。超高学歴の人だって、仕事にありつけないことだってあるんです。

年収が高くたって同じです。そんなものは、**日本円に価値がついている状態でのみ効力を発揮**します。たとえば1年後、日本円の価値が下がって1万円札が1億円札になっているかもしれません。

そんなとき、年収1000万円なんて、とんでもない貧乏に成り下がるでしょう。人間の価値は、このような「人間がつくった指標」では決まらないのです。

支えてくれる家族や仲の良い友人は、あなたのテストの点数が低かろうと、年収が低かろうと、フォロワー数が少なかろうと関係ありませんよね。

人の価値は数値で表せないものです。数値で人を判断していると、本質が見えなくなります。

幸せは自分の中にしか存在しない

幸せは、他人との比較の中には存在しません。そんなのは幻想で、つねにあなたが決めた基準で他人に勝ち続けなければ幸せを感じることができなくなります。

それは、あまりにも苦しいことではありませんか？

私の幸せはたくさんありますが、その中でも特に幸せを感じるのは次の3つです。

・本を読むこと
・ブログで情報発信をすること
・犬と遊ぶこと

他人との比較をやめる
↗効果高
↘難しい

この中に、他人との競争は存在しません。**競争が存在しないからこそ、ただ楽しむだけで幸せを感じることができます。**

自分基準の幸せを持つと、競争社会に身をさらしても多少は耐えられるようになるんですよね。なぜならそこでストレスがたまっても、「私にはこれがある」という状態になれるからです。

19 理解者の存在

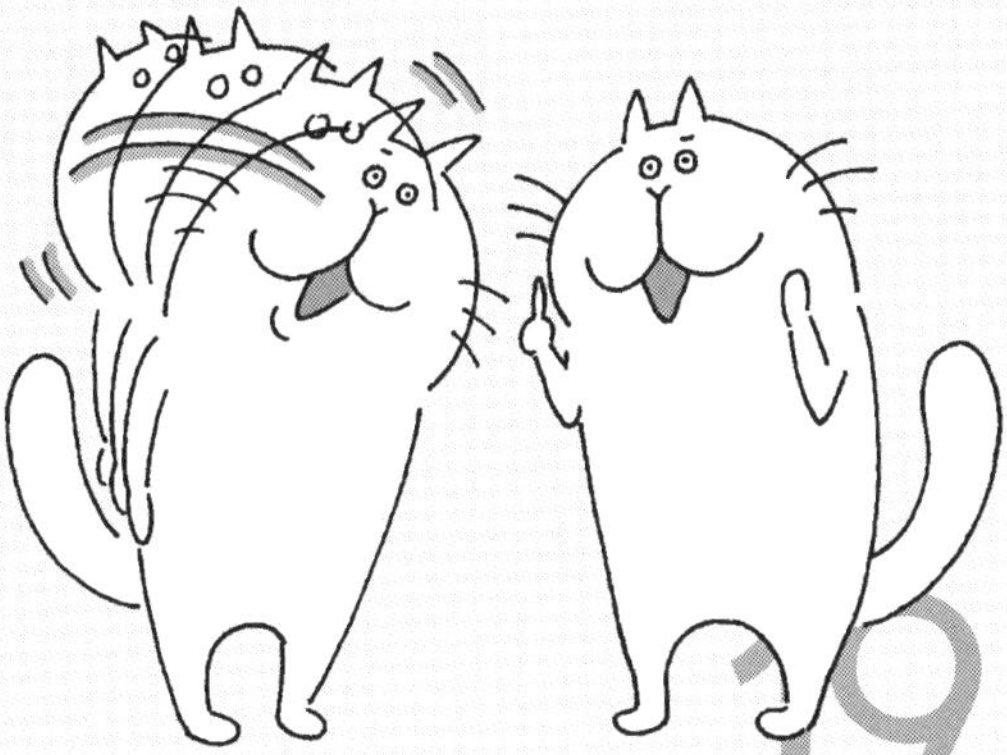

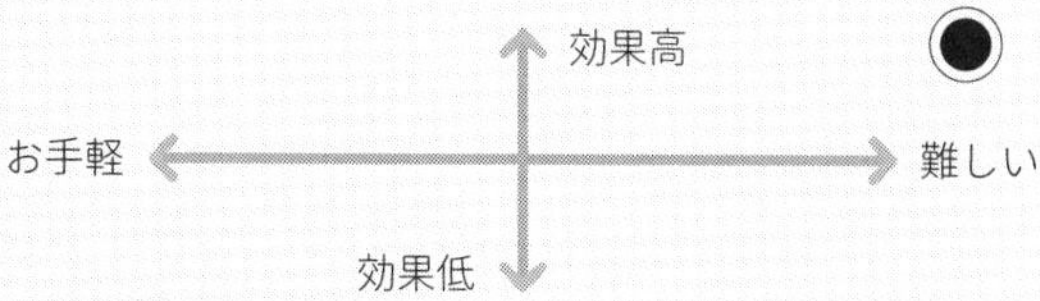

【効果】★★★★★

【手軽さ】★☆☆☆☆

【おすすめ度】★★★★★

【長所】	【短所】
心の拠りどころになる	なかなか現れない……

理解者の存在
⤴効果高
⤵難しい

理解者の存在は大きい

うつ病はずいぶん有名な病気になったと思いますが、実際にどれほどつらいのかは発症してみないとわからない部分が大きいです。

一口にうつ病といってもさまざまなタイプがあり、当事者の話を聞いてみても千差万別。一概に「うつ病ってみんな〇〇だよね！」とは言えませんが、「うつ病ってなかなか理解されないよね……」は共通認識だと思います（良いことではありませんが）。

ですから、理解してくれる人というのは相当に心強い存在です。**理解されるとはすなわち、ここに自分の居場所があると思えること。**

どれだけ「休んでいいよ」と言われても休んだ気になれないのは、心が休まっていないからです。

たとえば、うつ病を発症して実家に帰って療養するとしましょう。勘当はされなくても、精神的に両親と距離を感じていると居心地が悪いはずです。そして、うつ病が理解されているという感覚にもなりません。

この状態では、「相手は自分のことをどう思っているんだろう？」と不安になるばかりで心が休まらないんですよね。

本当の意味で理解されることはない

残念ながら、うつ病を本当に理解できる健常者はこの世に存在しないと思っています。

たとえば、私は足を骨折したことがないので、足をギプスで固定して松葉杖で歩く苦労などは、想像はできても理解することは不可能です。

そして、私の想像は「大いに甘い」ことでしょう。**人間は経験しなければわからないものなんです。**同じように、うつ病も「経験した人でなければ」理解することはできません。

注意してほしいのは、同じうつ病だからといって、理解し合えるわけでもないということ。同じ病気でも、結局他人ですからね。

では、「理解されている」とはどういうことなのでしょうか？

理解者の存在
⤴効果高
⤵難しい

本質的には、うつ病も他人のことも理解できないものだという前提に立ったうえで、「わかってない部分もあるけれど、これだけわかってくれたら十分！」と自分で納得できるかが肝です。

私の場合、両親はうつ病に対してすごく理解があると感じています。しかし、他人が私と入れ替わった場合に、「この家庭はうつ病に対して理解がある」と思ってもらえるかと問われると、正直自信はありません（笑）。

たとえば、母は「もっと外に出たほうがいいんじゃない？」と口に出すこともあります。これをすごく嫌がる人もいるので、たったこれだけでも「この人はわかっていない。理解してもらえない」と判定する場合もあるでしょう。

当然、うつ病の症状の度合いによっても、「理解されている（と感じる）度」は変わってきます。理解を絶対的なものととらえている人が多いですが、自分の感覚との相対的なものだと私は考えています。

・自分の置かれている環境
・現在のうつ病の症状
・相手の性格

そのときどきのいろんな要素が複合的に入り混じって、「理解している／理解していない」を判定しているにすぎないのではないでしょうか。

たとえば、最もわかりやすいのはうつ病の症状でしょう。**状態が悪いときには被害妄想的になりがち**なので、すごく気を使ってくれてもあまのじゃく的なとらえ方をしてしまうかもしれません。

理解は絶対的なものではなく、環境や相手、そして何より自分の状態によって相対的に変化していくものだと考えておくと、相手に対して寛容的な態度を取れるようになるのでオススメです。

恋人の存在は大きい

私には大学2年生のときに知り合って、執筆時点で9年になる彼女がいます。出会いはサークル活動の勧誘で、私が一目惚れして強引に引き入れました。

当時はすごく女性にガッガッしているタイプで、**恥ずかしい黒歴史**ではありますが、彼女を強引に引っ張った過去の自分には感謝してもしきれません。これまで出会った健常者の中で、最もうつ病に対して理解を持っていると感じています。

ただし、「私のうつ病に関して」ですけどね。他の人のうつ病に理解を示せるかはわかりません。こういう話をすると、

「**すごい聖人みたいな彼女さん**なんですか？　うつ病の人とつき合うのって大変ですよね」

と言われるのですが、そんなことはありません。わりと普通のカップルと同じようなつ

き合いができているのでは?、と思っています。

大切なのは、とにかくコミュニケーションを取りまくることとかと。恋人になると意見の衝突から喧嘩になることはだれにでもあると思いますが、めんどくさくなってスパッと別れる人があまりにも多い。

実は、話し合えばお互いわかり合えることはあるんですよ。たとえ、「うつ病の症状でこうなってしまうんだよ!」という内容でも。今でもたまに、大きな喧嘩に発展することがあります。99・9%、私が悪いことが多いんですけどね……(笑)。

おかげさまで、尻に敷かれております。これから先、大きな問題がお互いに見出されない限り、結婚までこぎつけるのではないかと思います。

うつ状態が強いときは、会わないほうがいい

うつ病のタイプにもよるでしょうが、これは私に限った話ではないと思います。

理解者の存在
⤴効果高
⤵難しい

うつ状態が強くなると、何事に対しても興味がなくなってしまうんですよね。

悲しいことに、強いうつに襲われているときは、この本に書かれていることの中では、「抗うつ薬」と「寝る」ぐらいしか効力を発揮しません。すべての物事に興味が失せてしまいます。当然、恋人に対する愛情や、野性的な性欲なども消失です。

当事者を含め、うつ病の知識が乏しい人は、この状態になると「相手を好きではなくなってしまったのではないか？」と勘違いしてしまいます。

実は、私も経験があるんですよ。彼女に対して興味がなくなったどころか、連絡を取らないといけないことに対してストレスすら感じていました。

それがうつ病の症状から引き起こされている感情だとは理解できずに、きっともう冷めてしまったんだろう……と思ったんですよね。

そのときすでに5年ほどつき合っていましたし、言い方は悪いですが飽きてもおかしくはないだろうと思ったのです。そして実際に別れました。

タイミングが良いのか悪いのかわかりませんが、そのあと2週間程度でうつのどん底からちょっとだけ浮上したんです。

そのとき私は、とんでもないことをしてしまったと落胆。すぐに彼女に連絡を取って平謝りし、うつ病の症状だったことを一生懸命に説明しました。なんとかお許しを頂いて、今に至っています。

その後にもうつ状態が強まることがありましたが、「ごめん、ちょっとうつ強くなってきたから、体調が戻ったら連絡する」と言って、1か月連絡しないこともザラにありました。


相手に興味をなくしている状態で連絡を取っても雑な対応しかできませんし、相手と距離を取ることは恐怖ではありますが、結果的にこちらのほうが安全です。

もし距離を取っただけで相手が離れてしまうなら、その程度の縁だったということであきらめたほうがいいでしょうね……。

埋解者の存在
↗効果高
↘難しい

カミングアウトはしたほうがいい？

カミングアウトをためらっている方も多いようですが、**相手にはうつ病であることを話すべき**だと私は思います。

状態が悪くなったり再発したりすると、隠すことは不可能です。テンションの落ち方が半端ではないので、恋人も警戒するでしょう。話さなければ、相手は「冷めたのでは？」と勘違いするおそれもあります。

自分が病気を持っていることをしっかりと告白しましょう。

確かに、不安になる気持ちもわかります。

しかし、うつ病を受容できない人とはつき合わないほうがいいでしょう。いや、私が言わずとも、すぐに別れてしまうと思います……。どのような経路をたどろうとも、**カミングアウトなしに長期的に良好な関係を築くことは不可能**でしょうね……。

友人関係の場合は、カミングアウト推奨レベルです。絶対ではない。なぜなら、頻繁に会ったり、連絡を取ったりする存在ではないからです（つき合い方にもよるでしょうけど）。

やはり、家族や恋人など、長きにわたって時間を共有する存在には話しておくのがいいと思いますね。何度も言っていますが、症状が悪化したら隠せないものですから……。

理解者の存在
↗効果高
↘難しい

自己理解

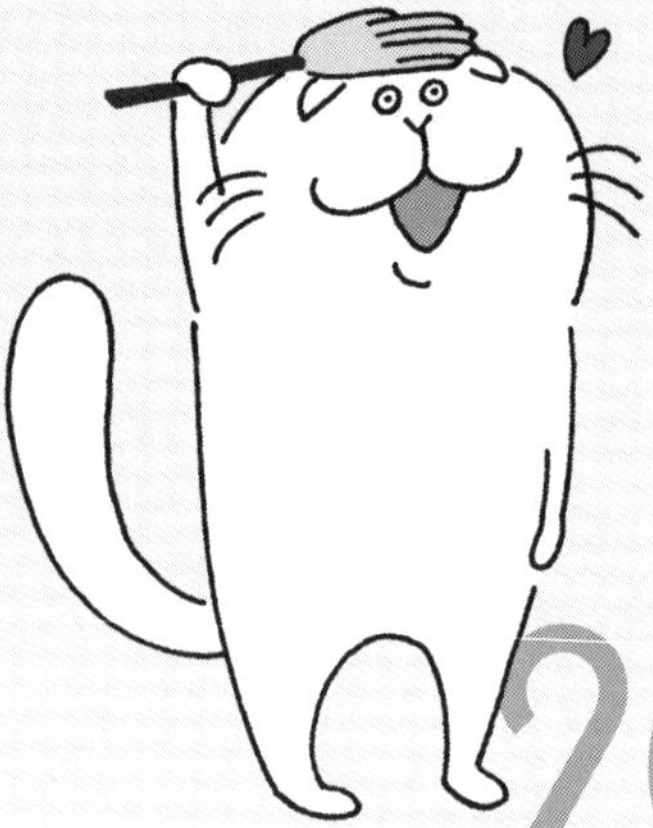

20

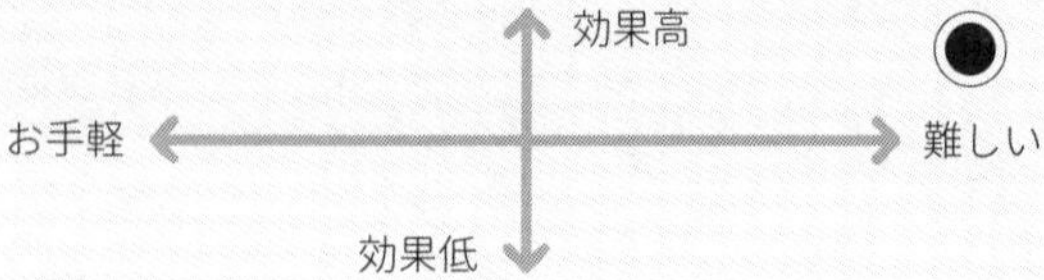

【効果】 ★★★★☆

【手軽さ】 ★☆☆☆☆

【おすすめ度】 ★★★★★

【長所】

何をして
生きていくべきか
わかる

【短所】

哲学的に
なりすぎると、
ネガティブになる

好きなこと、興味のあることがない人なんて存在しない

うつ病の療養中は、できるだけ好きなことをして過ごしたほうがいい――そのように本書でも繰り返し述べていますが、では好きなことがわからない人はどうすればいいのでしょうか?

私は、この問い自体が間違いだと思っています。**好きなことは、だれにだってある**んですよ。ただ忘れているだけ。

たとえば私は、子どもの頃からゲームが大好きでした。母から「ゲームばかりしてないで勉強をしなさい」と言われても、まったく言うことなんて聞きやしません(笑)。

しかし、友人の中には「本当はゲームしたいけど、親が怒るからしないようにしてる」と言っている人もいました。

このように**抑圧されて大人になると、自分がゲーム好きだったことを忘れてしまう**ので

す。趣味を見つけようとして、いろんなことに手を出してみるもあまりピンとこない。

そりゃあそうです。本当はゲームが好きなんですから。でも、子どもの頃に抑圧されてしまっているので、「自分は、本当はゲームが好きなのでは?」と考えることすらなくなってしまいます。


もう1つ例を出しましょう。私は小学生時代に、顔のほくろが理由でいじめられたことがあります。今にして思えば「いじり程度」だったのですが、私の心には深く深く「いじめ」としてこびりついています。

それは顔のほくろが理由だったのに、私はずっと人とかかわることが苦手なタイプだと思い込むようになって、人とはうわべだけのつき合いにしておいたほうがいいと思っていました。深くかかわろうとすると、人は裏切るので。

しかし、うつ病になってカウンセリングを受けはじめたときに、カウンセラーに言われたんです。

「ほっしーさんは、ご自分でコミュニケーション能力が低いとおっしゃっていますが、そんなことはまったくないどころか、むしろ得意な方に見えますよ……？」

実はこの言葉、カウンセラー以外にも多くの人に言われてきました。

「コミュニケーション能力が低いって自分で言ってるけど、全然そんなことないじゃない～」

どうにも信じられなかったのですが、心理の専門家に言われるとさすがに納得せざるを得ない。得意かどうかはまだ信じられていませんが、コミュニケーションが下手くそではないようです、どうやら。

これは私が自分で抑圧していた例ですが、みなさんも同じような経験があるかもしれませんね。

・他人から受けた抑圧（親や教師の影響は大きい）
・自分でしていた抑圧（多感な時期に多い）

抑圧を探し当てるには、気になったものに手当たり次第、手を出してみるのがいいと思います。そのとき、先入観は捨てるべきですね。

「この食べ物嫌いだと思っていたけど、食べてみたら美味しかった」というように、あなたが嫌いだと思っていることの中に、実は好きなことがあるかもしれません。

自発的「孤独な時間」のススメ

自分の知らない世界、想像できないような価値観に触れるには、

・人に会う機会を増やす
・芸術に触れる

などの方法がありますが、いずれも外出しなければならないので、人によってはハードルが高いでしょう。

自宅にこもってでもできるのは、本書でも何度も取り上げていますが、やはり読書なのではないかと。**本を読んで価値観を広げましょう。**そして、**孤独な時間をつくりましょう。**

自ら孤独になるのと、社会から爪弾きにされて孤独になったような気持ちになるのとでは雲泥の差です。**自分と向き合うには、孤独な時間が絶対に必要**だと私は考えています。仮にカウンセリングを受けているとしても、自分の頭の中を整理することは必要なので、孤独な時間は大切なのです。

現代人のうつ病や自殺が増えているのは、社会環境の変化もあると思います。しかし、孤独な時間が減少したこともまた関係があるのではないでしょうか。

SNSは使い方を間違えると、人とつねにつながっていなければならないという無意識のプレッシャーにさらされます。リラックスしようにも、スマホの通知音が鳴ったり、バイブレーションでお知らせしたりしてきます。

意識しないようにしても難しいんですよ。私たちは、完全にスマホ中毒社会に生きていますから。

・通知が来たら、すぐに返さなければいけない
・なにか見逃している情報があるかもしれない
・社会に置いていかれるかもしれない

しかし、**これらはすべて「幻想」です**。私は現在、情報発信に徹していて、SNSを使っていながらも、ほとんど他人と交流を図っておりません。そのほうが、自分にとって心地よくSNSを使えると思ったからそうしています。

最初は怖かったですよ。人から忘れられていくのではないか……と。しかし、「幻想」でした。**使い方を変えても、世界は何も変わりませんでした**よ。悲しいほどに。

最近では必ず、就寝の1~2時間前までに、すべての電子機器類を自分から遠ざけています。それは、孤独な時間を意識的に持つため。**たった1時間でも、孤独な時間があると**

精神が安定します。

寝る寸前までスマホを触っているという方は、ぜひ試してみてください。最初は難しいと思います。10分スマホを触らないだけでも至難の業ですから……（笑）。

哲学的になりすぎると、ドツボにハマるので注意

孤独を確保し、自分と向き合っていると、ついつい哲学的な思考になることがあります。哲学することが好きな人はいいのですが、そうでない人はついネガティブな思考になりがち。

「なぜ苦しいのに、生きなければならないのか？」といった、**答えを出せない問いにハマっていくとかなりきつい**です。そんなもの、わからないじゃないですか。

私たちは勝手に世界に産み落とされ、勝手に死んでいく存在。実は、生きる目的や使命なども存在しません。生物という大きな視点で考えれば、子孫繁栄などがありますが。

何の使命も目的も与えられていないのであれば、自分で決めちゃえばいいのです。私が勝手に決めている使命は、最大限生きやすい考え方を追求して広めていくこと。だれに頼まれたのでもありません。私が勝手に決めた使命です。生きる意味や目的なんて、自分勝手でいいと思います。

このような考えに至ったのも、私が孤独の中で自分と向き合い、自己理解を深めていったからにほかなりません。

仕事上、たくさんの人の考えに触れたり、直接会ったりする機会が多いのですが、**毎日人生が楽しくてしかたないという人たちは、「好きなこと」が人生の中心になっています。**

そしてみな、不完全でバランスの悪い人たちばかり。自分の弱いところを改善するのではなく、だれかに頼って補ってもらい、自分の得意を徹底的に伸ばしているのです。

彼らもまた、自己理解をしっかりとしているので、自分が進むべき道もはっきりしています。

今の日本は幸せな国だからこそ選択肢が多く、自分が何をしていくべきなのか、また何をしたいのか迷いやすいと思います。

ネットの発展によって多くの意見を吸収できるようになったのは大きなメリットであると同時に、軸のない人間にはさらに選択肢を多く与え、混乱を招きます。

そういう人は、**自己理解をしっかりと深めることで、自分はこれでよいという大きな軸、柱を持つことができる**でしょう。

目標を立てる

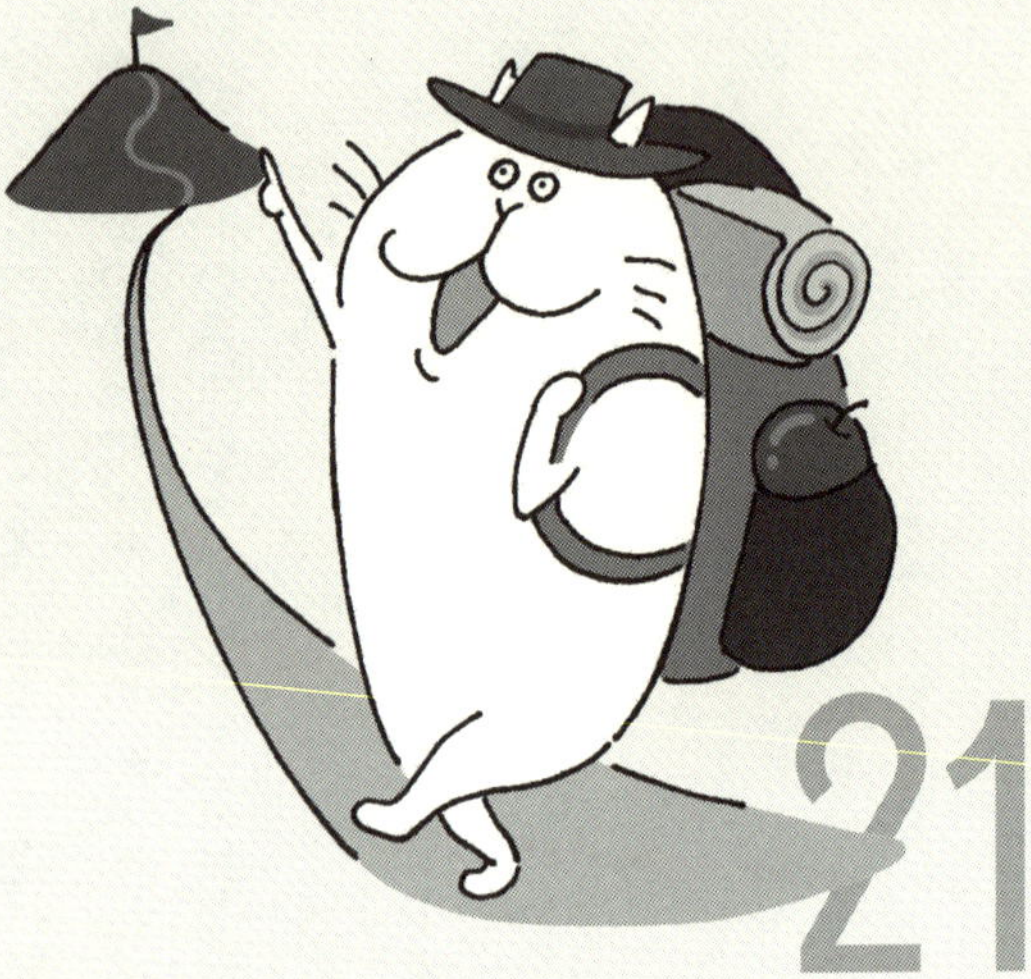

21

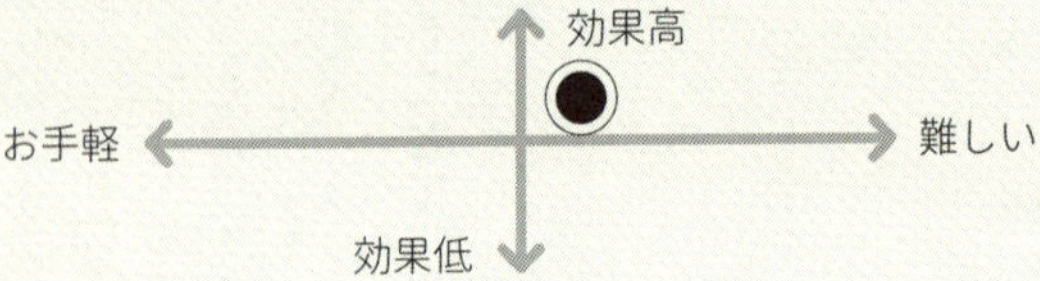

【効果】 ★★★☆☆

【手軽さ】 ★★★☆☆

【おすすめ度】 ★★★☆☆

【長所】	【短所】
モチベーションを高く保てる	理想の自分につぶされる危険性がある

だいぶ意識高い系だと思ってください

最初に注意です。**目標を立てる行為は、メンタルに激しいプレッシャーをかけてきます。**生きる活力を与えてくれるのは間違いありませんが、比較的安定している時期でも、プレッシャーに感じてしまって、つぶされそうになることもあります。取り扱い注意。

後述しますが、私もメンタルの状態によっては、**「あえて目標を立てない選択」**を取ることもあります。「参考程度の中の参考」程度でお読みいただけるとありがたいです。

目標は3つ用意する

・最高目標
・妥協目標
・最低目標

目標を立てる
↗効果高
↘難しい

私はいつも、この3つを用意しています。

たとえば、「毎日散歩をする」を目標とするならば、

・最高目標：毎日散歩する
・妥協目標：週に3回は散歩をする
・最低目標：週に1回は散歩をする

「最高目標」は、結構がんばらないと無理なラインに設定します。達成できたらめちゃくちゃ自分をほめられそうなライン。

気をつけたいのは、「毎日ランニングをする」だとはっきり言って無理なので、夢物語的な目標にはしないということです。

「妥協目標」は、今の状態から少しがんばればできる程度にしています。「まぁ……これぐらいは……でもがんばったね♡」と自分に言えるレベルですね。

症状や体調によっても変わります。「妥協目標」を基準に考えると、最低と最高が組みやすいので、まずは妥協目標に着手することをおすすめします。

そして最後に**「最低目標」。これは、やる気がまったくなくても達成できる程度にします。**人間のコンディションは一定ではありません。体調が悪い日もあるし、やる気が出ない日もある。プラスして**うつ病持ちだと、コンディションの安定度は一気に下がります。**目標を立てるならば、「最低目標」を立てることは絶対に必要だと私は考えています。

現実離れしすぎた目標は傷つくので注意

先ほど少し触れましたが、自分の能力を大きく超える目標を立てるのはいかがなものかと考えています。私たちは（特にうつ病の私たちはですが）、メンタルが弱いので目標につぶされがちです。

自己啓発の本って、だれもが一度は触れたことがあるでしょう。成功するためには徹底的なポジティブ思考と、途方もない目標を立てて信じ抜くことだ……と。

もちろん、確実に達成できると思い込み、行動できるならば効果は出るかもしれません。

ただ、**うつ病になる人は基本的に自虐的な人が多く、未来の自分に期待することが難しい**。どちらかと言えば、悲観的になりがちです。

将来に楽観的で健康なAくんと、将来に悲観的でメンタルがぼろぼろなBくんがいた場合、夢の実現確率はどちらが上か?、なんて聞くまでもないですよね。

私は、自己啓発書を根っから否定するタイプではありません。むしろ、うつ病になってから人間の思い込みの強さと効果を経験しているので、自己啓発書によく出てくる潜在意識といった話は「たぶんある」と思っているぐらいです。

良いことの経験は少ないですが、悪いことであれば自分で引き寄せてるなーという感覚はいくらでもありました(笑)。うつ状態だと根っからネガティブなので、自己を啓発する以前に回復させないといけないので、自己啓発がうまくいかないのは普通のことだと思いますよ。

逆説的に「目標を立てない」のもあり

「目標を立てよ！」と言っておきながら正反対のことを言いますが、**目標を立てないという考え方もあり**だと思っています。私はメンタルがきつくなってきたときは、この考え方に切り替えますね。

わざわざ言わなくてもおわかりかと思いますが、未来は何がどうなるか、だれにも想像できないですよね。でも、想像以上のスピードで変わっていることはご存じでしょうか？

わかりやすい例でいうと「スマホ」です。

総務省が実施した「平成28年　情報通信メディアの利用時間と情報行動に関する調査」によると、スマホの利用率は71・3％。30代のみに利用率を絞ると92・1％。(27)

ここまでくると、スマホを持っていないほうが珍しいレベルですよね。ここまでは、だ

目標を立てる
↗効果高
↘難しい

れも驚く話ではありません。道を歩けば、スマホの画面を見ている人を見つけるのは簡単。むしろそれが当たり前の光景なので、気にも留めません。

しかし、しかしですよ。スマートフォンが最初に登場したのはいつだったかご存じですか？　なんと、２００７年の６月です。たかだか10年ちょっと前ですよ。

スマホがない生活なんて、私には考えられないものですが、12年もさかのぼればスマホは存在していなかったのです。

こうして振り返ってみると、ちょっと考えられないスピードで世界は進んでいますよね。これからの10年は、もっと過激じゃないかと私は予想しています。

ＡＩ（人工知能）、ＶＲ（仮想現実）、仮想通貨などなど、インターネット登場時よりも爆発的に世界は変わると話している人もいます。これから先、５年後の未来でさえも、まともに予想できないのかもしれません。

２０１８年の日本は、「働き方改革」という名のもと、働き方が見直される動きが加速しています。でも、２０２８年の日本人に**「え？　この時代の人たちって働い**

てたんだ（笑）」と言われるような未来もあるかもしれません（さすがにまだ早いと思うけど……）。

このように考えていくと、1年後すら不透明なほど進化のスピードが速いので、今やるべきことに全力で集中したほうがよいという考え方もできます。**立てた目標が5年後に、一気に古いものになってしまう可能性もある**のですから。

いずれにしても、**「一度決めたらこうだ！」というよりは、柔軟に計画を変更していけるようにすると、メンタル的に良い状態でモチベーションを保っていける**のではないかと考えています。

思考をシンプルにする

22

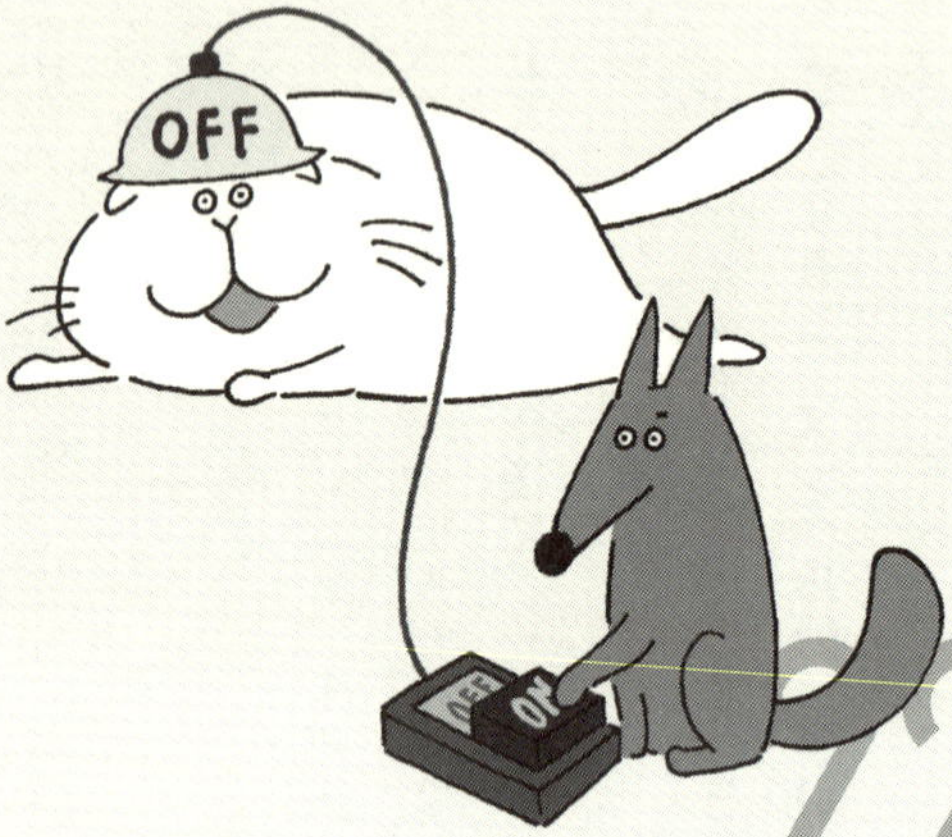

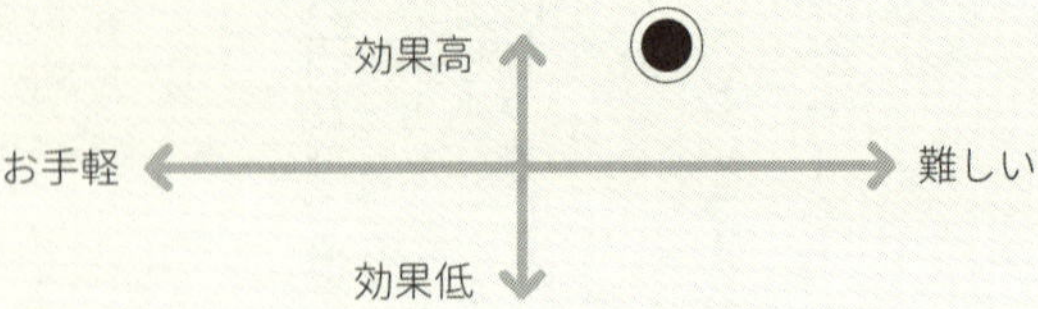

【効果】★★★★★

【手軽さ】★★★☆☆

【おすすめ度】★★★★★

【長所】	【短所】
物事の本質が見えやすくなる	とにかく難しい

不安な気持ちが収まらないのは、難しく考えすぎているから

うつ状態が強い場合はモヤモヤと理由のない悩みに支配されますが、体調が良くなってくると理由のある悩みに変わってきます。

なにか悩みが生まれると、そこから「でも〜」「しかし」「これも考えられるな……」と、木々から伸びる枝のように数え切れないほど悩みが派生していくのです。

しかし、実際に書き出してみると、あまりに実現可能性の低い話ばかり。**不安な気持ちが強くて視野が狭くなると、本当にそれが起こり得そうな気がしてきますが、実際にはほとんど起こりません。**

先ほども「心配事の9割は起こらない」という話に触れましたが、あれは本当だと思っています。なぜなら、心配事を実際に書き出してみて、ノートを読み返したことがあるから。

しかも、実際に起こってしまった1割は大したことないものばかりでした。

私たちは、実際に起こった出来事に対しては、割と慎重に対処できるんですよ。でも、**まだ起こっていない不安に対して心が折れてしまう**のです。頭の中に思い浮かんだ仮想現実を、気づかないうちに自分で増幅させてしまっているのです。

「エッセンシャル思考」のススメ

エッセンシャル思考とは、**限られた時間とエネルギーを効果的に配分して、「より少なく、しかしより良く」を追求しようという考え方**です。

どちらかと言えば、健康な人がよりパフォーマンスを発揮するために学ぶべきだとされています。私はこの考え方をうつ病の治療に応用しました。

うつ病になると、気力と体力が極端に減ります。そして回復力も遅い。まるで2年以上使っていて、充電がヘタっているスマホのような感じでしょうか。

長ーーく充電しなければならないし、充電器を引っこ抜くとすぐにバッテリー切れを起こしてしまうのです。

なので、複数のアプリを起動して「なんでもやろう」とすると、バッテリー切れがより早くなる。これは非エッセンシャル的な考え方です。


「やらなくては」「どれも大事」「全部できる」――この3つのセリフが、まるで伝説の妖女のように、人を非エッセンシャル思考の罠へと巧みに誘う。

エッセンシャル思考を身につけるためには、これら3つの嘘を捨て、3つの真実に置き換えなくてはならない。

「やらなくては」ではなく「やると決める」。

「どれも大事」ではなく「大事なものはめったにない」。

「全部できる」ではなく「何でもできるが、全部はやらない」。(28)


私もうつ病になったばかりの頃は、「非エッセンシャル思考」でした。

・うつ病を治さなければならない
・運動もしなければならない
・仕事をはじめなければならない
・何でも完璧にこなさないと……

「認知のゆがみ」で完璧思考が出ていたことも重なって、なんでもかんでも上手にやらなければいけないと思っていました。しかし、今振り返ってみると、めちゃくちゃ非効率的な生き方をしていたなと思いますね。

まずは、治療に専念ですよ。仕事なんて、何年できなくたっていい。お金の問題は出てくるでしょうが、親に頼れる人は遠慮なく親に頼ってください。

何も悪いことじゃないし、うつ病は病気なんですから。**受けられる制度もいくつかあります。**

・休職中の方は傷病手当金
・障害年金
・自立支援医療制度

病院の先生やＰＳＷ（精神保健福祉士）に話を聞けば教えてくれるはずです。

とにかく治療に専念することが、社会復帰するにしても最も効率的なのです。うつ病になる人は完璧主義的な思考があるので、しばしば結果を焦ってすべてを同時にこなそうとしがちです。

ゆっくり治していけばいいんです。ゆっくりやっていこうと思うと、結果的に一番回復スピードが速くなるのです。なぜなら、心がリラックスするからです。

私には、焦って就職活動して症状を悪化させた過去があります。そこで私は**まず、完璧ではなくても、うつの症状を改善することが最優先だと考え方を変えました。**

とりあえず、次の3つのことに絞って集中することに方針を転換したのです。

1　薬は絶対に飲み続ける
2　楽しめることを優先的にやる
3　昼寝の時間を短くする

「楽しめること」は、ある意味で現実逃避です。ずっとベッドの中で安静にしていたって、頭に浮かんでくるのは過去の後悔と未来の不安。押しては返す波のように、終わることのない思考の波に飲まれていきます。

どうすればこの思考を止めることができるのか、と考えた結果が現実逃避だったのです。

私にとってそれは読書であり、ゲームであり、マンガ・アニメでした。うつ急性期の闇まっしぐら状態では楽しめる余力もないかとは思いますが、少しでも楽しめることがあるのなら優先してやるといいのではないかと思います。

こうして、**生活も頭の中も「シンプル」になったことで、回復スピードが格段に上がったこと**は間違いありません。

「ストレスが少ないこと」が何よりも重要

「うつ病の治療において、最も重要なことって何ですか？」

もし私がこのように聞かれたら、**「いかにストレスを感じないように過ごすか」**と答えると思います。

ストレスは人間にとって必要なものではありますが、私たちは感じたストレスを100倍に増幅させてしまうような迷惑な特殊能力を持っています。

このストレスに対する感受性の高さは、精神科医・加藤忠史先生の次の一文からも読み取れるかと思います。

うつ病は、「ストレスに対する感受性」と「ストレス」の相互作用により発症する。(29)

思考をシンプルにする
↗効果高
↘難しい

思考をシンプルにすると、日々の自分のタスク量を減らせるので、ストレスを抱え込みにくくなります。ストレスに遭遇する機会が減ると、ストレスへの感受性も衰えていくのではないか、と私は考えています。

結果としてシンプル思考には、ストレス感受性を下げる効果があるのです。

23 普段会わない人に会う

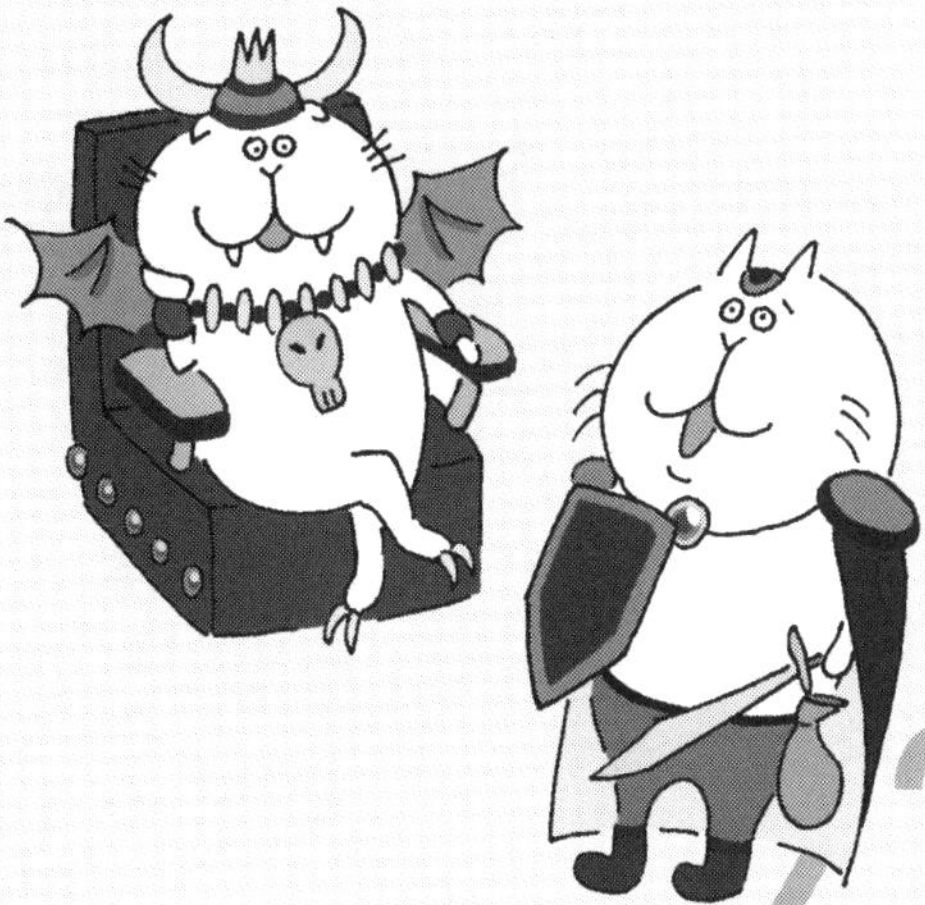

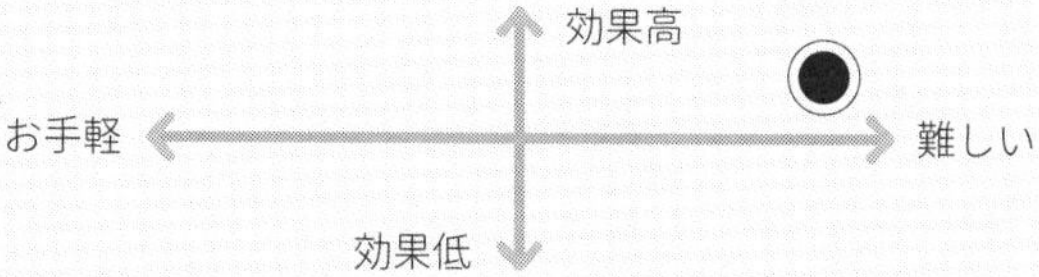

【効果】 ★★★★☆

【手軽さ】 ★★☆☆☆

【おすすめ度】 ★★★★☆

【長所】	【短所】
価値観や世界観が広がる	ハイリスク・ハイリターン

普段会わない人に会う

↗効果高

↘難しい

価値観の離れた人と話すと、人として成長できる

私はうつ病になって会社員を辞めて、今はフリーランスとして活動しています。フリーランスは、良くも悪くも個性派の集まり。群れないし、みんな自分のこだわりを持っています。

正直めんどくさい面もありますが、価値観が独特なので勉強になることが本当に多い。会社員の頃は、どこか似通った人たちが集まっていて、話す内容もいつも同じでした。

それはそれで楽しいものだけれど、どうしても学びが少なくなってしまう。**会社から外に出たとき、その会社でしか通用しなかった自分に気がついてしまう**のです。

土日に勉強会に参加したり、ＳＮＳで積極的に情報発信をしていれば話は別でしょう。しかし、労働で疲れた体を土日は休めたいと、ずっと寝ている……という人のほうが多いのではないでしょうか？

フリーランスの場合、遊びに行く感覚で新しい仕事仲間に出会えるので、あまり仕事をしているという実感がありません。**プレッシャーがないなかで人間関係が構築されていき、価値観も多種多様。**とても面白い世界です。

価値観は読書によっても広げることができますが、**実際に顔を合わせて話すことで得られる情報はまた質が違います。**

どちらも取り入れることが、最も成長につながるでしょう。

ネットの世界でつながった人と会うのがオススメ

ただし、まったく情報を発信していない人と会うのはオススメしません。どんな相手かわかりませんから。

SNSは感情渦巻く世界なので、嘘をつくことは困難です。上手に振る舞っているよう

普段会わない人に会う
⤴効果高
⤵難しい

に見せている人でも、炎上したりすると本性を現すもの。**相手がどういう人間なのかは、SNSでの発信内容を見ればあらかた想像がつきます。**

もちろん過信は危険なので、参考程度に留めておくべきではありますが、他人の日記をのぞいているようなものなので、的確な分析ができると思いますよ。私の経験では、「SNSを見たところ、この人は大丈夫そう」と思って外したことはありません。

ネットで知り合った人に会うのは危険だと言われますが、**リアルで知り合った人のほうが危険**ですよ。相手のことを何も知らない状態からスタートしますし、表情としぐさで無意識に相手のことを決定しがちで、分析をサボってしまいます。

ネットは「文字しか見えないからこそ」、相手のことを注意深く観察できるのです。だからリアルよりも危険が少ない。私はそう感じています。

ハイリスク・ハイリターンなので注意

価値観を広げることで、視野が広がり、結果としてストレスも低減していくわけです。

しかし、普段会わないようなタイプの人に会うことは、だれにとってもプレッシャーがかかると思います。こと、うつ病を患っている人となると、プレッシャーも10倍以上になるでしょう。

場合によっては、うつ病に理解のない人たちと会うことになるかもしれないので、コミュニケーションを取るだけで傷つくこともあるかもしれません。

つまり、ハイリスク・ハイリターンの効果をもたらすと思います。

うつ状態を改善することによって、リスクを減らすことはできます。いずれにしても、ほかのことにも言えることですが、精神科医と相談しながらやってみてください ね。

普段会わない人に会う
⤴効果高
⤵難しい

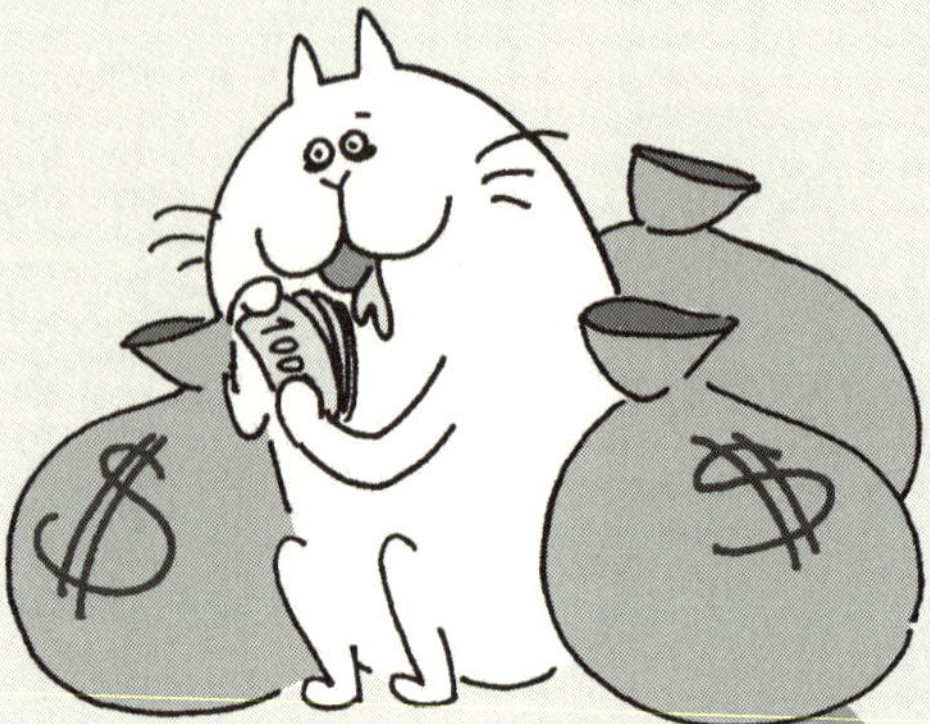

お金

24

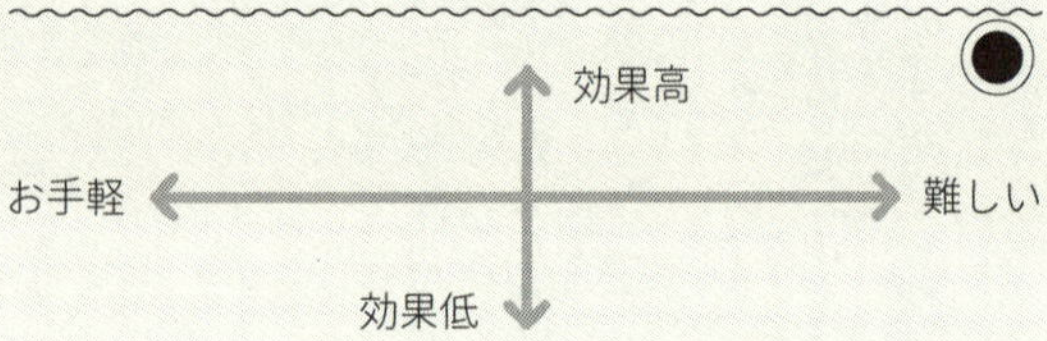

【効果】★★★★★

【手軽さ】★☆☆☆☆

【おすすめ度】★★★★★

【長所】	【短所】
語るまでもない 魅力（笑）	多すぎると また不安になる （らしい）

お金がないと、みじめに感じてしまう……

お金は必要ですよ。ええ。きれいごとはなし。

「うつ病は筋トレで治る」とか、「気合いで治せ！」とかSNSで言ってしまって炎上している人をたまに見かけますが、「お金で治る」と言っている人はあまり炎上しません。

私の「うつマッピング」は、ツイッターのインプレッション数（タイムラインに表示された回数）が400万を突破しているので、400万人以上が見ていることになります。なのに、「お金でうつ病は治りませんよ」といったコメントは1件しか来ていません。正確には覚えていませんが、その方はたしか株取引かFXで、一生食うに困らない財をなしたけれど、うつ病は治っていないそうです。

筋トレや気合いで治る人の数は圧倒的に少なく、本当にそれらの効果で治ったのかはわかりにくいものです。

お金
⤴効果高
⤵難しい

これはお金についても同じのはずですが、お金には必要以上に力を感じているのかもしれません。

お金は必要なものです。「貧すれば鈍する」という格言があります。人は貧乏になると、利口な人でも愚かになるという意味です。

「何かをやりたい！」と思ったときに、お金の制約を受けるのは非常に悲しいことです。たとえば、あなたがゲーム好きだと仮定しましょう。新作のゲームが3タイトル同時発売しました。

あなたはできれば全部欲しい。しかし今月は厳しいので、厳選して1つを選んだ……。これは少しストレスのたまる話ではないでしょうか。

もしお金に困っていなければ、全部買いますよね（笑）。こういう小さなところでストレスをためていくことになるのです。楽しさを購入することに制限がかけられていくのですから。

しかも、うつ病になって働けなくなると、この程度のストレスではすまなくなります。

傷病手当金や障害年金をもらえるようになっている人ならまだしも、そうでない人は実家に養ってもらう以外に方法はありません。

病気なので恥ずかしいことではないのですが、うつ病になった本人も「恥ずかしい病気だ」と思ってしまっていることが多いので罪悪感にかられてしまいます。

インターネットを通じて知り合ったうつ病の男性で、こんなことを言っている方がいました。

「今月はお金がないから通院はやめておくよ〜」

ご存じのとおり、通院しなければ薬をもらうことができないので、ある意味「1か月断薬する宣言」と変わりません。もちろん彼は、その後に体調を崩しました。

「健康な人のお金がない」と、「うつ病の人のお金がない」はレベルがまったく違います。働けないので、当然といえば当然なのですが……。**金銭的な問題は生活保護をはじめ受けられる制度がある**ので、ぜひ検討してもらえればと思います。

お金
⤴効果高
⤵難しい

「お金を渡したら、うつが軽くなった」という研究結果がある

「重いうつ症状を持つ患者100人に7か月間**お金を支援したところ、うつ病や不安、社会的ネットワーク、自己意識の大幅な改善が見られました**」と報告する論文があります。(30)

ネットニュースでも大きく取り上げられたので、一時期は話題になっていました。

「なんだ！　お金で治るんなら、うつ病は甘えじゃん！」

とか言っている人もいましたが、作家の橘玲さんによると……

近年は幸福度についてのさまざまな統計調査が行われていますが、それによればお金が幸福度を低下させることがはっきりしています。しかしこれは、「お金があると幸福になれない」ということではなく、「お金のことを考えすぎると不幸になる」と

いうことです。（中略）

ただしこれは、「お金は幸福をもたらさない」ということではありません。さまざまな進化論的・心理学的な理由から幸福になるのはとても難しいのですが、そのなかでもっとも確実に幸福度を上げる方法は、やはりお金持ちになって「経済的独立」を実現することなのです。(31)

人の幸せはさまざまですから、「あなたはこうすれば幸福ですよ」と他人が言えることは少ないでしょう。ただ、効果の差はあれど、お金が幸福をもたらしてくれるのは感覚的に理解できますよね。魔法のようなものではなく、**ただ単純に、お金があれば仕事も遊びも選択肢が増える**からです。

「お金がないから自分のやりたいことが制限される＝ストレスを感じる」というわけなので、ストレスが少なくなれば自然と幸福度は上がりますよね？　その程度ではありますが、やはり確実に幸福になる方法と言えるでしょう。ある程度は。

お金
⤴効果高
⤵難しい

健康な人の幸せと、心を病んだ人の幸せは基準が違う

「お金じゃ人は幸せになれない」と聞いて、病んでいる人がしっくりこないのは当たり前じゃないかな、と私は思っています。

何度も書いているように、何かしらの制度に頼らない場合、働けないので、

- ・病院に通う
- ・生活費

たったこれだけでも貯金をすり減らしていきます。実家暮らしをしていても、貯まることはありません。

そりゃそうです。栓をしっかりしたところで、水を流さなければ水はたまりません。

すると、**気づかないうちに、「これができれば幸せだよね」の基準がグーッと下がってきます。**

健康な人のお金で買う幸せは「贅沢品・高級品」であることに対して、心を病んでいると平凡なものに対象が変わります。

・新しいスマホ
・新しい洋服
・好きなお菓子

しかし、通院費と生活費ですでにカツカツなので、手を出すことができません。一見、幸せの基準が低いのは良いことのように思えますが、「認知のゆがみ」も合わさると、

「普通の人なら簡単に買える商品でさえ、お金がないから買えない……働けないからか……なんて自分は価値のない人間なんだ……」

と思ってしまう悪循環。しかも最悪なことに、手に入れたところで喜びは一瞬で過ぎ去る。**幸せの基準は低くなっているのに、幸せを感じる感度は鈍くなっているので、そんなに幸福感がない**のです。

「お金はうつに効果がある」と私は思っていますが、同時にうつを悪化させる要因でもあると考えているのは、このような理由からです。

お金に対する不安が強いから、その分幸せになれると思い込んでいる

ここまで書いてきたように、お金があれば幸せを享受できる部分は確かにあります。ですが、ほとんどの人が想像しているような「すべての不安が消え去る」ような幸せを手に入れることはできないのではないでしょうか?

もし、お金さえあればオールハッピーなのであれば、海外のセレブがうつ病になったり

自殺することの説明がつきません。私はセレブではないのであくまで憶測になりますが、「お金がある人にしかわからない悩み」がきっとあるんでしょう。

仕事で知り合った人に、半端ないお金持ちがいます。その人は稼ぎすぎているあまり、同じ業界の人からよく思われておらず、人の目が触れないところに住んでいます。お家はセキュリティが網の目のようで、簡単には入れません。私を信用して家に招いてくれましたが、お金を持ちすぎるのも考えものだなと思わされました。確かに自分に数億円の資産があると妄想してみると、楽しそうな反面、失う怖さもあるよなぁと感じます。

お金の歴史を勉強してみると、信用を数値化したものにすぎないことがわかるのですが、それでも現代社会を生きるには必要なものです。日本で餓死することは少ないとはいえ、お金がなくなる不安には想像以上のものがあります。

私もうつ病を経験して働けなくなったあとに、貧困を経験したのでよくわかります。ネットを眺めていて「欲しい！」と思うものがあっても、「これを買ってしまうと、来月生活できない」とあきらめるのは本当にみじめなものでした。

お金
↗効果高
↘難しい

お金がないというだけで、精神は不安定になります。かといって、多すぎても少なすぎてもいけない。これはお金に限った話ではないでしょうけどね。

CHAPTER 3

効果低い お手軽

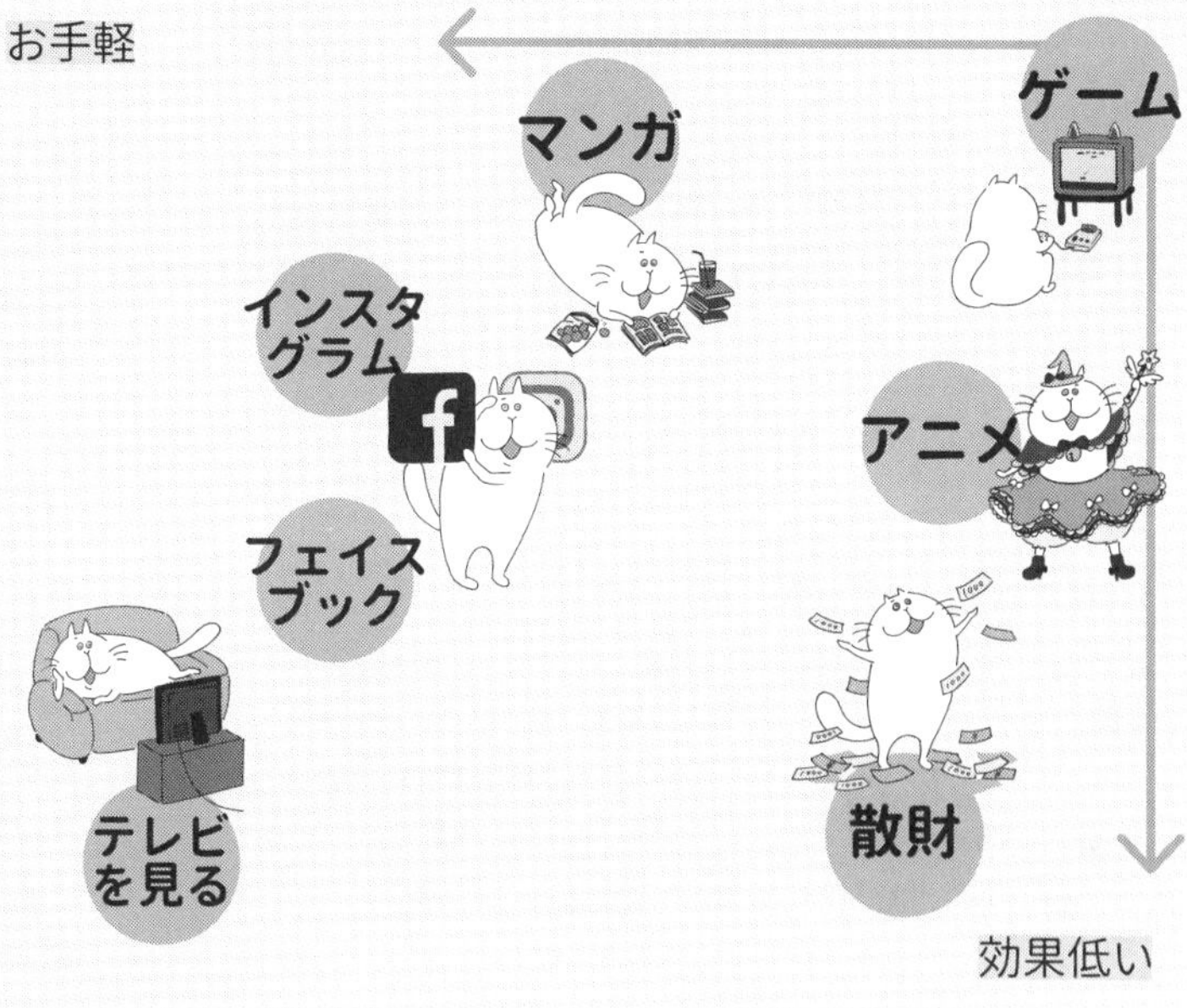

25 フェイスブックとインスタグラム

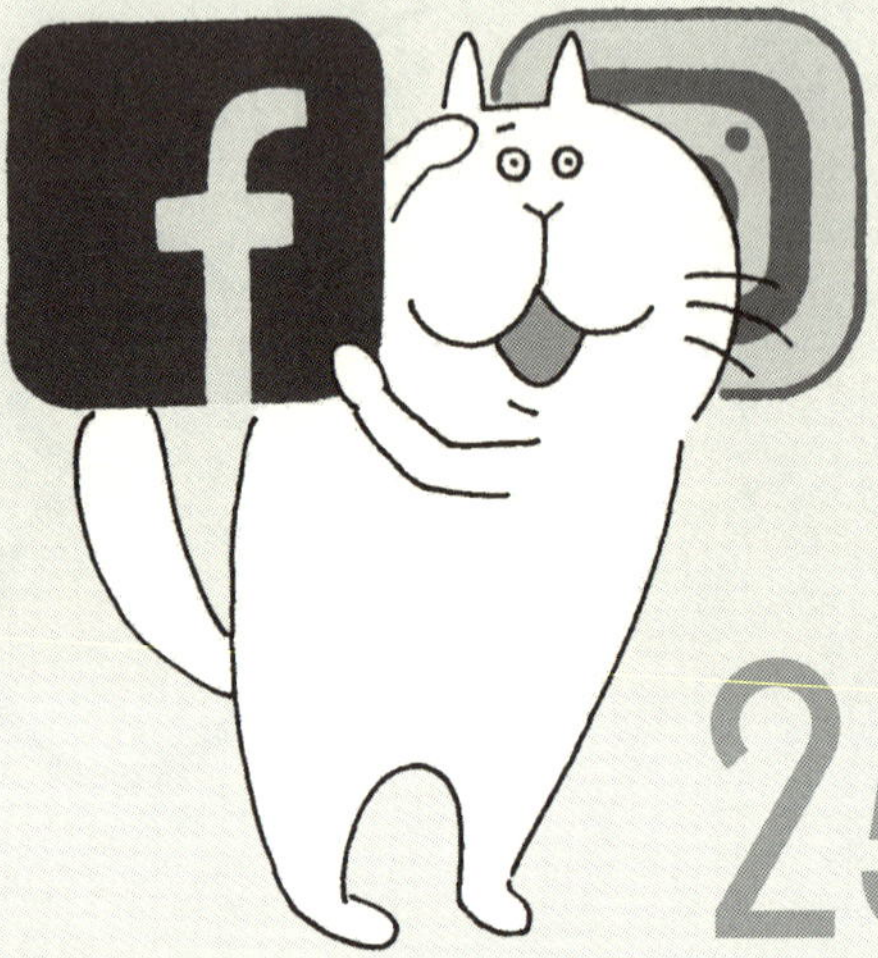

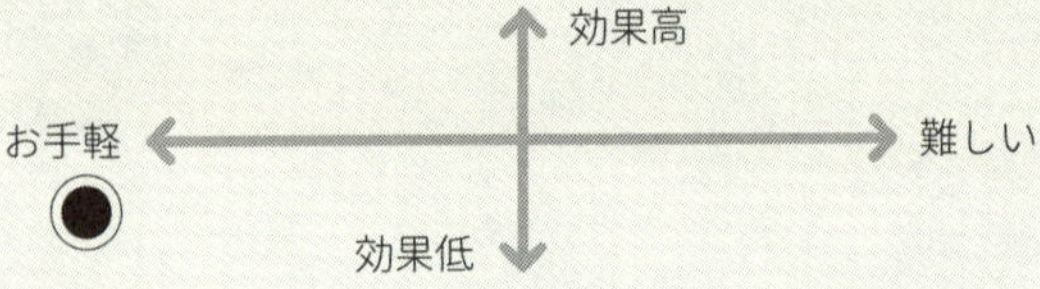

【効果】★★☆☆☆

【手軽さ】★★★★☆

【おすすめ度】★★☆☆☆

【長所】	【短所】
（フェイスブック） 実名顔出しが基本 なので安心感がある	（インスタグラム） キラキラ投稿に 精神がやられる

どちらもリア充向きではあります

現実の生活が充実している人のことを「リアルが充実している＝リア充」といいます。フェイスブックとインスタグラムは、まさにリア充のためのSNSという印象です。

一度使ったことがあればわかるかと思いますが、フェイスブックは「友達と」「複数で」「わーい！」といった投稿が目立ちます。

インスタグラムは、きれいな写真やセレブのような写真が目立ちます。どちらもすごーくポジティブなオーラを発しているんですよ。

インスタグラムなら、ペットの写真を見よう

インスタグラムには、便利なハッシュタグ機能があります。文字の頭についているアレ

「#」です。

「#犬」などで検索すると、犬の写真がわーっと出てきます。動物を見て落ち込む人はかなり少ないと思うのでオススメです。

「効果高い・お手軽」の「愛犬」のところでも紹介しましたが、**「犬と暮らす高血圧の飼い主の血圧が下がった」**という研究結果が報告されています。実際に一緒に暮らすのが一番いいのでしょうが、動物を見て「かわいい〜！」と感じるだけでも十分に効果はあるでしょう。

また検索した先で、自分にとって気持ちの良い投稿を続けている人をぜひフォローしましょう。**インスタグラムは自作の雑誌のようなもの**で、フォローした人の投稿がタイムラインに流れてきます。

使えば使うほど、「あなたに最適化されたタイムライン」となっていくので、**嫌いなものは見ないを徹底**したほうがいいです。嫌いなのについ見ちゃう、とかやってると、インスタグラム側が「この人はこれが好きなのか」と勘違いしてどんどん表示してくるかもしれません。それだと嫌がらせですよね……（笑）。

フェイスブックは打つ手なし

この本を手に取ってくれた方ならわかると思います。ええ……フェイスブックに関しては打つ手がないんですよ……。

リア充投稿以外だと、ビジネス寄りの投稿が多いんです。これといって面白い投稿もないので、うまく活用できていません。

ツイッターやインスタグラムと違って良いところといえば、**コミュニティをつくりやすい**ところでしょうか。フェイスブックグループの機能です。

たとえば、ブログを書くことが好きな人たちのグループもあるんですよ。……まぁ本当にこれぐらいかも……いいところって……（笑）。

フェイスブックとインスタグラム
⤵効果低
⤴お手軽

26 散財

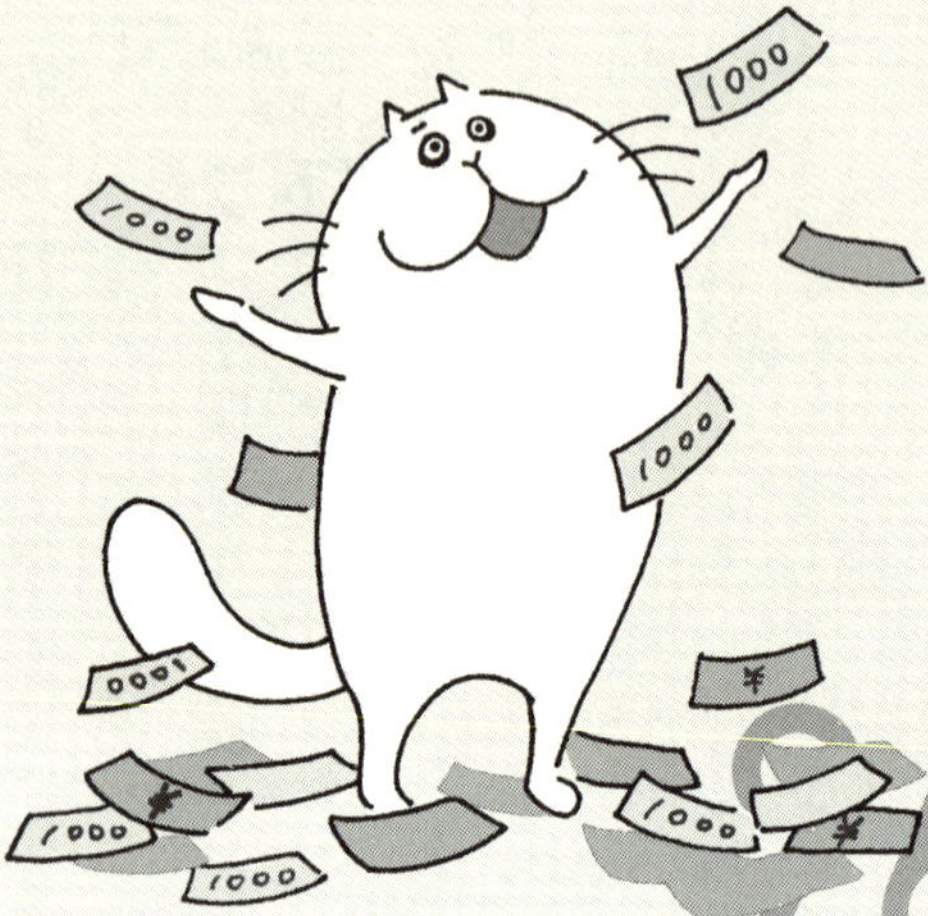

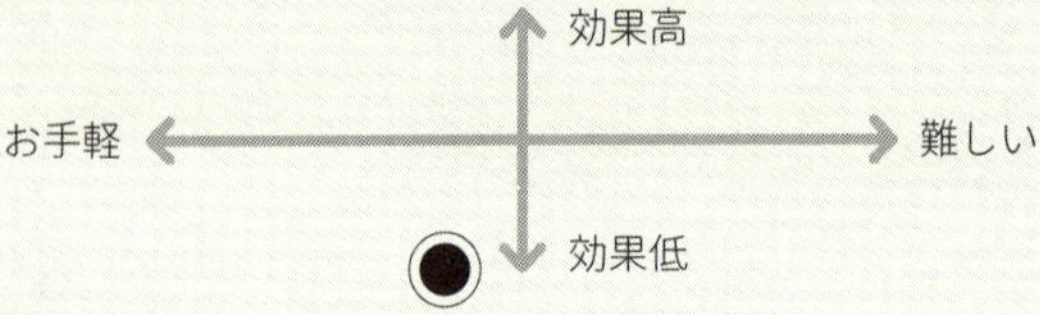

【効果】★☆☆☆☆

【手軽さ】★★★☆☆

【おすすめ度】★★☆☆☆

【長所】	【短所】
(一時的な) ストレス解消になる	無一文になる ……かも

購入ボタンを押すことが快感になる怖さ

うつ病だと、外に買い物に行けない or 行きたくないので、インターネットでの買い物が多くなります。

私はよく……というか、90%以上がAmazonでの買い物です。シャンプーなどの日用品もここで購入します。ちょっと高くても。

最も購入しているジャンルは「本」で、いつも「あなたへのおすすめ」で買っちゃうんですよ……。購入履歴や閲覧履歴から、「この人にはこれが好きそう」ってのがAmazon側にバレちゃってるんでしょうね。

そしてよく考えてみると、**必要でないものばかり買っちゃってる**んですよねぇ……。

散財
⤵効果低
⤴お手軽

購入ボタンを押したときが一番気持ちが良くて、それが持続するのは荷物を開封するその瞬間まで。ハッと気がついたときには、その商品はホコリをかぶっちゃってます……。

対策は、Amazonのページを開かないこと！（笑）ぐらいしかないでしょうかね……。本当に魅力的なセールをたびたび行うので、私もほとほと困り果てております……。

モノが増えるとストレスがたまる

家にモノがたまってくると、急に部屋が狭くなったような感じがして、息苦しい気がします。

そこで、片づけをすると、頭と体のいい運動になります。どこをどうやって片づけていくか？　これはどこにしまうか？　などなど。

簡単なように見えて、掃除はそこそこ重労働です。外に出るわけではないので、疲れたらすぐにベッドに体を投げ出せばＯＫ。いつでもはじめられて、いつでもやめられるという利点があります。

気をつけていただきたいのは、**片づけができなくても自分を責めないこと。**うつ病かどうか関係なく、片づけそのものが苦手な人もいるのです。

興奮して購入したもので、今でも使っているものはありますか？

私も人のことを言えません（笑）。興奮して買って、今でも使っているものって5％未満じゃないですかね。

冷静になって考えてみると、本当に必要なものかどうかはわかるはずなんです。しかし購入ボタンを押す瞬間までは、自分にはこれが絶対に必要なものだと思い込ませ、必死に正当化してしまう……。

散財
⤵効果低
⤴お手軽

生活必需品を買うときは、私たちはわりと冷静なんですよね。あまり興奮状態にない。なぜなら、それが生活に必要だとわかっているからでしょう。

しかし、「生活にそれほど必要ないけれど欲しいもの」となると話は別です。たとえば、私は自宅で仕事をしているので、周りの生活音が気になります。

必要なのは、「遮音性のあるモノ」。耳栓でもいいし、ノイズキャンセリング機能がついているヘッドフォンでもいい。しかし、必要以上に高いものはいらないはずですよね。最終的には2000円のイヤホンですごく満足したんです。

しかし、ここにたどり着くまでに、

・5000円のイヤホン
・1000円のイヤホン
・1万円のヘッドフォン
・2万円のヘッドフォン

と、散財してきてしまいました……。「どうせ買うなら良いものを」精神が働いてしまったんでしょうね。

それほど必要ないとわかっていながらも、「必要なものだから」という看板を振りかざし、より良いものを自分に買い与えようとするわけです。良いものを使っている自分に酔いしれたかったのかもしれません（笑）。

ご想像のとおり、最終的に落ち着いている2000円のイヤホン以外の稼働率はかなり低いです。

1万円のヘッドフォンなんて、ついさっき思い出しましたよ。

半年ぶり？　1年ぶりかな……？　そしてすごく自己嫌悪に陥りました……。

いや本当に、買い物には気をつけましょう。悪魔ですよ。悪魔。

散財
⤵効果低
⤴お手軽

ゲーム

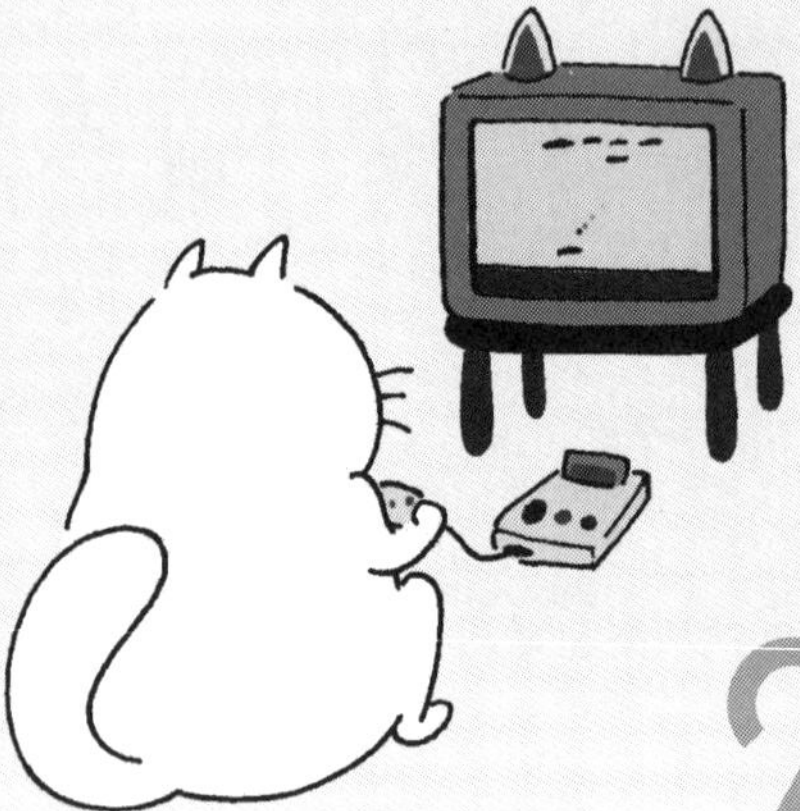

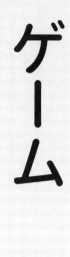

27

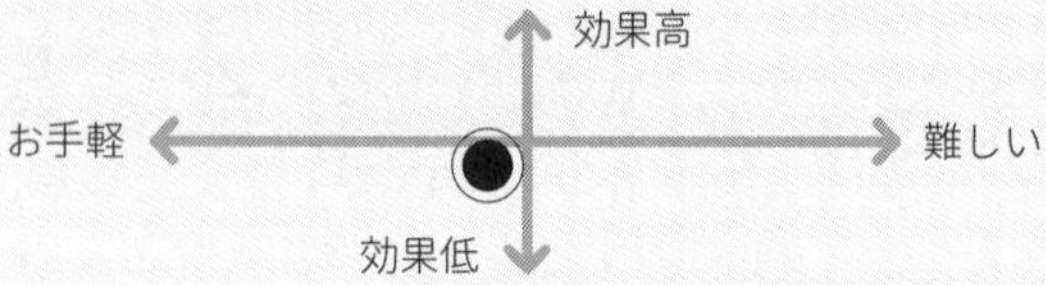

【効果】 ★★★☆☆

【手軽さ】 ★★★☆☆

【おすすめ度】 ★★★★★

【長所】	【短所】
クリアまで時間がかかるのでコスパ良し	疲れやすい

ゲーム、マンガ、アニメの中で一番マシなのはゲーム

何のデータもない個人的な観測ではありますが、ゲーム、マンガ、アニメの中で、ゲームが一番マシです。

おそらく、**進行スピードが他の娯楽より遅い**ことが理由なんですよね。

マンガは、単行本1巻だけでもかなりのスピードで進んでいきます。アニメは少し進行スピードが遅めですが、30分でもそれなりに進む。

ゲームはどうでしょう？　30分程度だと、チュートリアルが終わって操作方法を学んだ……ぐらいの段階ではないでしょうか？（笑）

また、近頃のゲームは昔に比べると、ストーリーがそれほど練られていません。どちらかと言うと、操作を楽しむような感覚に近づいているのではないかと……。

ストーリーが存在しないゲームだって、たくさんありますからね。格闘ゲームとか。

ゲーム
⤵効果低
⤴お手軽

創作の世界は、つらい現実から目を背けられるので最高ですが、**現実↕非現実の行き来のときにメンタルを削られてしまいます。**だからこそ、ほかと比べて非現実感が少ない（進行が遅いから）ゲームが一番マシなんです。

スマホアプリのハマりすぎに注意

プレイステーションのような据え置き型と違い、スマホではいつでもどこでも24時間ゲームをすることができます。

立ち上げるのも一瞬でサクッと、ですもんね。単純作業のようなゲームが多いので、ついい何も考えずにやってしまうんです。「余ったスタミナを消費しておかないと……」というやつですね。

スマホゲームを知らない人のために説明しておくと、スマホゲームはダンジョンに足を運んで敵を倒すのに「スタミナ」を消費します。ゲームの種類にもよりますが、ぶっ通しで3時間程度遊ぶとスタミナが尽きてしまうのです。

回復する方法は人間と同じく、数時間休む（ゲームをしない）ことなんですよ。現実と違うのは、お金を使えば体力が一瞬で回復するところです（笑）。

スタミナ回復もそうですが、レアアイテムもお金を払えば手に入れることができるので、**スマホゲームにハマりすぎて散財する人も多い**ようです（私も過去に経験があります……）。

そして、この本の執筆中、**ＷＨＯがゲーム依存を「精神障害」に認定した**というニュースが飛び込んできました。

スマートフォンなどのゲームのやり過ぎで日常生活に支障をきたすゲーム依存症が「ゲーム障害」として国際的に疾患として認められた。世界保健機関（ＷＨＯ）が（２０１８年６月）18日公表した、改訂版国際疾病分類「ＩＣＤ－11」の最終案に明記された。(32)

ゲーム
↘効果低
↗お手軽

再掲しますが、自身もうつ病の経験を持つ作家のマット・ヘイグさんの小説には、次のような記述があります。

地球における狂気の定義ははなはだ曖昧で、一貫性がないように思える。ある時代にはまったく正常だったことが、別の時代には正常とされなくなる。ごく初期の人間たちは、裸でなんの問題もなく歩きまわっていたのだ。今でも、湿度の高い多雨林を中心に、裸で暮らしている人々がいる。だから狂気というのは、場合によっては時代の問題であり、場合によっては郵便番号の問題だと、結論せざるをえない。(33)

ゲームに限らず、何かに依存しすぎて日常生活が崩壊するのは悪いこと。ですが、「ゲーム障害」というレッテルもまた、「狂気」の定義と同じように時代の問題であり、場合によっては郵便番号の問題かもしれませんね(笑)。

ただ私は、「ゲーム障害」の認定は、次のような理由で時代に合っていないような気もします。

- e-Sports の普及（ゲームの競技です。海外では大会が開かれて賞金も出ます）
- YouTube や Twitch など、ゲーム実況がしやすい環境が整ってきた
- 仮想通貨を絡めたブロックチェーンゲームの台頭

1つずつ言及していくとキリがないので、ここでは説明は省かせていただきますが……私が言いたいのは、**「ゲームでお金を稼ぐ環境」が本当に整ってきている**ということです。

個人的な感覚ですが、現在の YouTuber よりは圧倒的に間口が広いと感じています。

野球部の少年たちが「野球依存症」と言われないのは、世間的にはそれが健康で健全な行為だと認められているからでしょう。

ゲーム依存症も、現在は何の生産性もないと認識されているからであって、今後「お金を稼げる環境が普通に整ってきたら」、世間の目も変わるかもしれません。

ゲーム
⤵効果低
⤴お手軽

28 マンガ

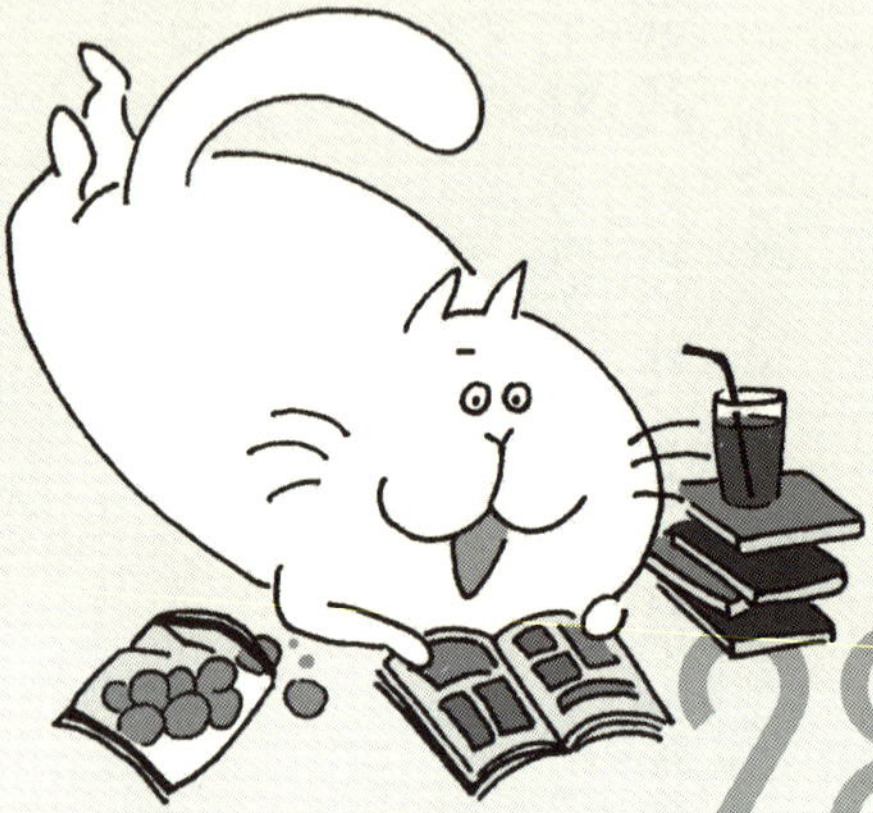

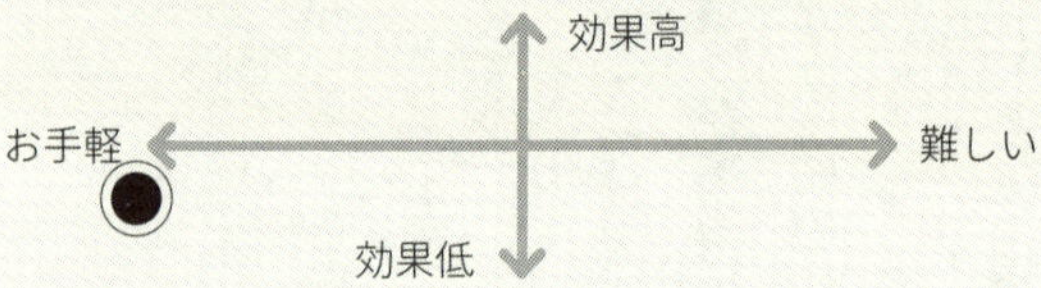

【効果】★★☆☆☆

【手軽さ】★★★★☆

【おすすめ度】★★★★★

【長所】	【短所】
ゲームやアニメより手軽	お金がかかる

最もお手軽！

ゲームよりもアニメよりも、お手軽感の強いマンガ。紙はパラパラとめくれるので、「起動」のプロセスが「ページを開く」ぐらいしかなく、**はじめるのもやめるのもほかの2つよりもお手軽**です。

買いに行かなければならないハードルの高さはありますが、最近は電子書籍でも販売されているので、サクッと買ってダウンロードすることもできます。

また、個人的に**マンガは学びの多いメディア**だと思っています。文章の場合は筆者一人の意見であることが多いですが、マンガは登場人物ごとに意見があります。そして、濃い人間関係ドラマが描かれることがありますよね。

「自分の人生のバイブル本はマンガだ！」という人も多いのではないでしょうか？　活字好きな私ですが、最近は「勉強のために」マンガを手に取るようにしています。

マンガ
⤵効果低
⤴お手軽

なので、マンガが好きなら恥ずかしがらず、好きな作品を読み続けることをオススメしますよ。

お金がかかることが難点

単行本は1冊400~500円ほどかかるので、1つの物語を完結させようとすれば莫大なお金がかかります……。よほど好きな作品だったらもちろんよいですが、現実逃避やストレス解消目的に乱読したい場合は、ここが欠点となるんですよねぇ……。

個人的には、マンガを読むことは好きなんですが、お金がかかりすぎてしまうところが痛くて、最初の1巻になかなか手が伸びないのです（笑）。

それと、Amazonで販売されているKindle版（電子書籍）のマンガは、たまに1~3巻を無料で配布していることがあるんですよ。あれ、怖いので本当に気をつけたほうがいいです。

気がついたら、4、5、6巻をポチっちゃってますから……。

あとで紹介しますが、**アニメは月額制サービスが充実してきている**ので、その点でヘビーユーザーはお金を浮かせることができます。

過激なネガティブ設定のものは見ないようにしよう

アニメほどではありませんが、ストーリーに引き込まれすぎるところは注意が必要です。創作だとわかっていても、「過激なうつ設定」のマンガなどは心がバクバクしてくるもの。

いつの間にか、闇の沼にどっぷりと足が浸かっているかもしれませんので……。

マンガ
↘効果低
↗お手軽

「マンガでわかる～」シリーズはオススメです

「興味はあるけど、文章で読むのはちょっとつらい……」という方に向けて書かれた「マンガでわかる」シリーズはすごくいいです。**サラッと全体を把握できるので、難しい本を読む前の慣らしにも使える**のがポイント高いですね。

- ・名著だけど難解
- ・名著だけど長い
- ・古典で言葉が難しい

ものは、特にオススメです。

アニメ

29

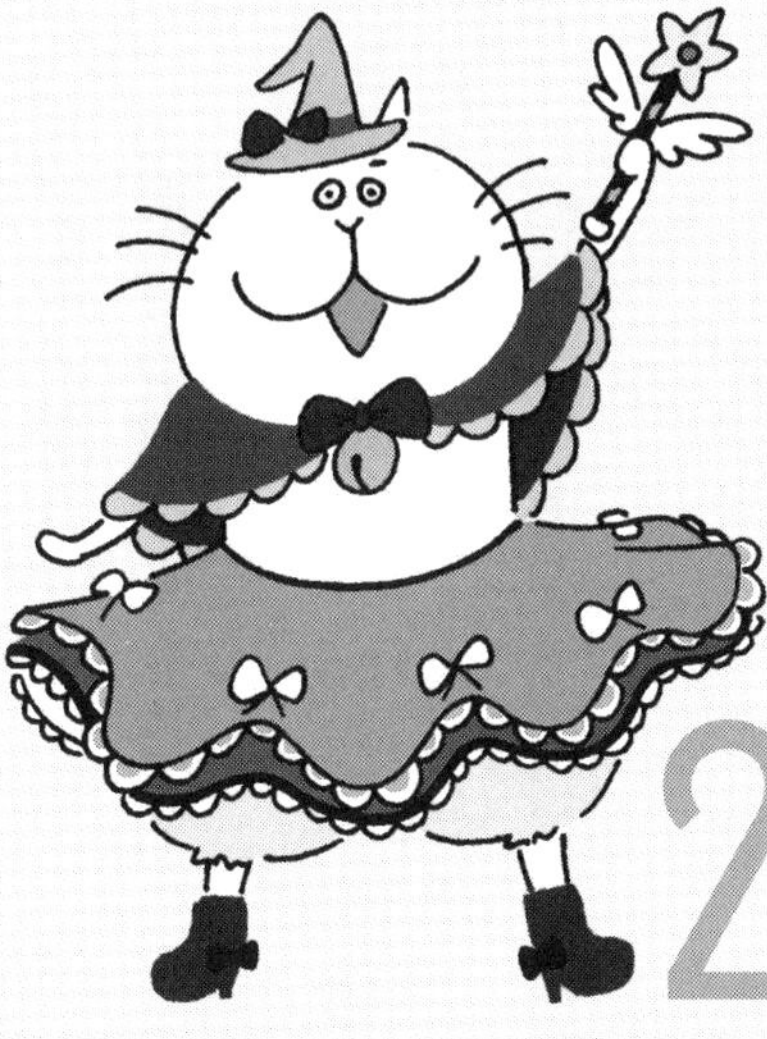

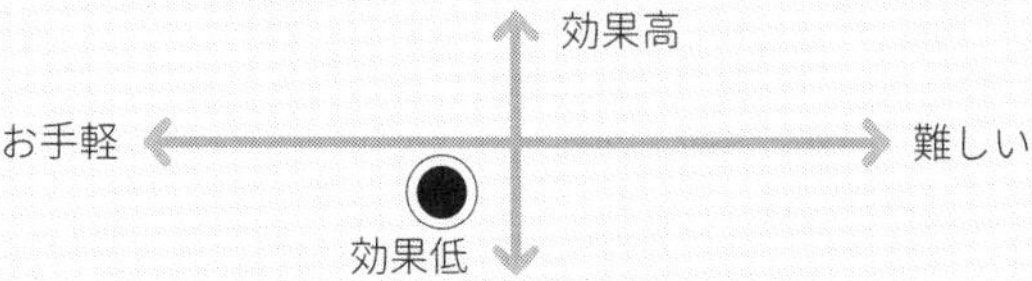

【効果】 ★★☆☆☆

【手軽さ】 ★★★☆☆

【おすすめ度】 ★★☆☆☆

【長所】	**【短所】**
最も頭を使わない現実逃避が可能	のめり込みすぎると、体調を崩すことも

アニメ
⤵効果低
⤴お手軽

好きすぎる内容のアニメからは逃げられなくなる

ゲーム、マンガに比べると、視覚・聴覚を奪われ、かつストーリー性が高いので、没入感が最もあります。つまり、**ゲームやマンガの数十倍引き込まれます。**

これは利点ではあるのですが、うつ病を患っている場合は欠点にもなりうるので注意。

私はうつ状態のときに、「ギルティクラウン」というアニメにドハマリしました。ストーリーとしては、よくある強大な敵に心が弱い主人公が立ち向かっていく、ラブストーリーあり、人間ドラマありなお話です。

最初のほうでは、本当にどうしようもなく頼りなかった主人公が、最後のほうでは仲間を引き連れて強大な敵と戦う。最後は手放しでハッピーエンド……というわけではないのですが、何かと深いアニメなので興味のある方はぜひ。

あ、でもうつ状態の人にはオススメできないかな……。

口ではうまく説明できないのですが、主人公とヒロインの世界観に激しく引き込まれていったのを覚えています。主人公はナヨナヨしていて好きではないし、ヒロインもこれといって好きだと思えるところがない。

でもなぜか引き込まれる……私にとっては「トラウマ」なアニメです。

うつ状態で考える力が衰えていても、マンガよりもゲームよりも理解できてしまうのが、アニメの良いところであり怖いところ。イヤホンをすれば、現実世界と完全に隔離することも可能です。

VRのような仮想現実の技術が浸透してきたら、どうなっちゃうんだろうと、ちょっと怖いところがありますね……。

ギャグアニメぐらいがちょうどいい

マンガのところでも話しましたが、アニメについてもあまり過激なものは見ないほうが

アニメ
⤵効果低
⤴お手軽

よかったです。特に、人間ドラマが色濃く出ているものはきついですね。
私のように仕事が原因でうつ病になった人にとっては、過去の経験がフラッシュバックするおそれがあるので、**作品選びには慎重になったほうがいい**です。

ストーリー性のない日常系ギャグアニメなら、心をハッピーにしてくれるのでオススメです。個人的に、これはくだらなくて最高だったな〜と感じたのは**「男子高校生の日常」**。タイトルのとおり、男子高校生のくだらない日常が描かれているのですが、男性なら共感するところが多い作品です。

人気ギャグアニメだったら、**「銀魂」**とかどうでしょうかね。私はノリが合わなかったので見るのをやめちゃったんですけど、社会風刺も含まれているので面白く感じるのではないでしょうか。

残念なことに、ギャグアニメは合う合わないがハッキリと出てきます。なんでもかんでも下ネタをぶっこんでくる低級なギャグアニメもたくさんありますからね。ちなみに私は低級な下ネタギャグは好きなほうです（笑）。

月額制の動画配信サービスを利用すれば、多少は節約可能

マンガ同様、アニメもお金がかかります。DVDをレンタルすれば安いですが、うつ状態だと外に出るのも一苦労なので、Amazonでポチっちゃおうかなと考える人も多いでしょう。

そこでオススメなのが、月額制の動画配信サービスです。

- dTV（ディーティービー）
- Hulu（フールー）
- U-NEXT（ユーネクスト）
- Amazon Prime Video（アマゾンプライムビデオ）
- Netflix（ネットフリックス）

アニメ
↘効果低
↗お手軽

アニメ好きにとっては、それぞれ品揃えに不満があるようですが……。**私のように現実逃避目的、エンタメ程度であれば、どこを使っても不満は感じません**よ。

私は「Amazon プライムビデオ」を愛用しています。アニメ以外にも映画がたくさんあるのと、買い物がほとんど Amazon なので、**ついでに身も心も Amazon に捧げるか**ということで（笑）。

テレビを見る

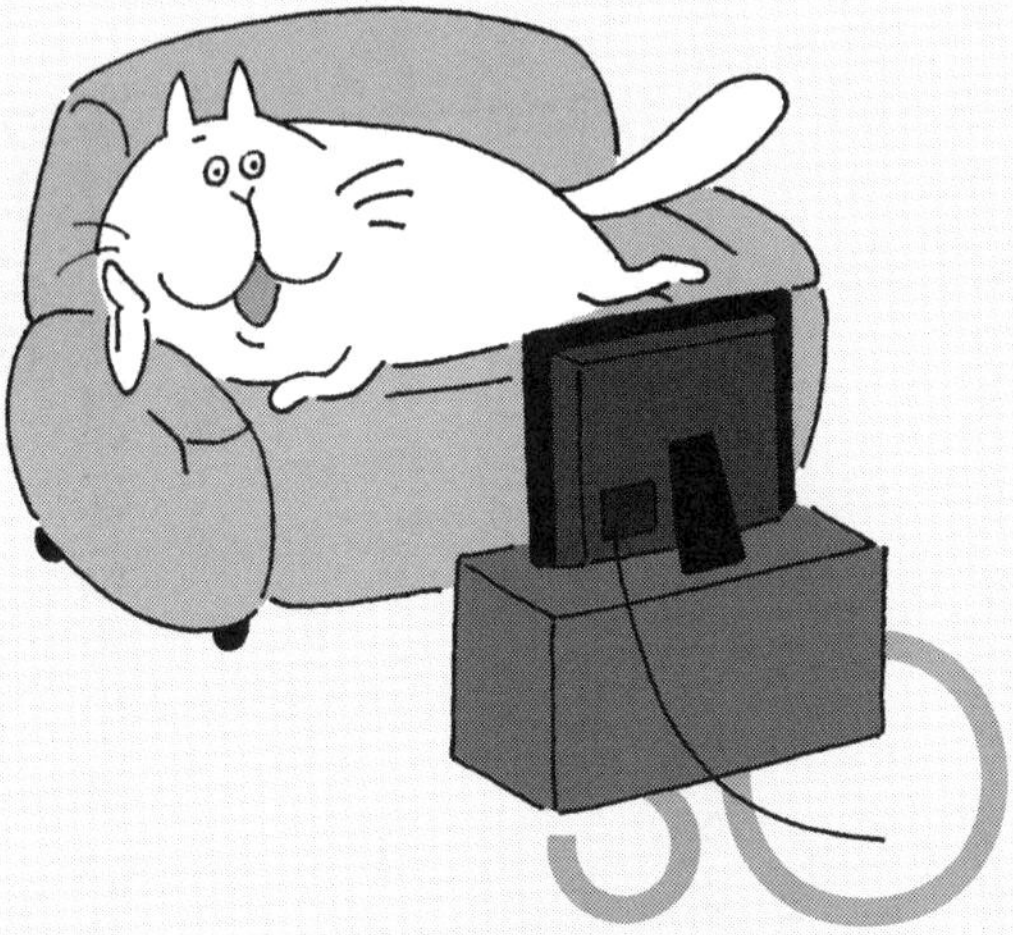

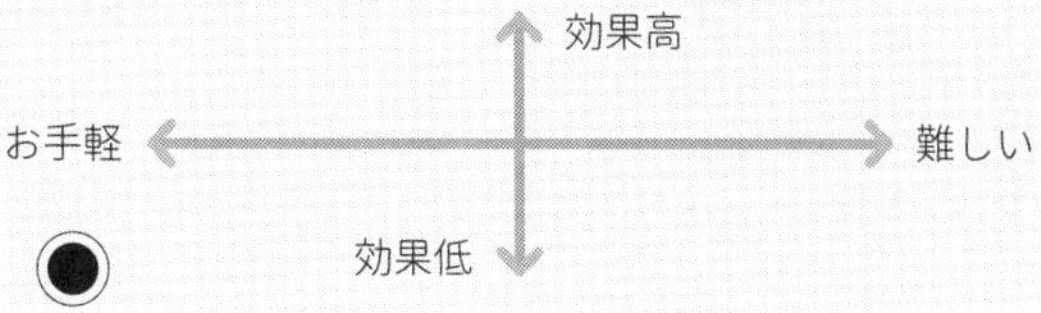

【効果】★☆☆☆☆

【手軽さ】★★★★★

【おすすめ度】★☆☆☆☆

【長所】	【短所】
話のネタになる	ネガティブな ニュースに傷つく

テレビを見る
⤵効果低
⤴お手軽

テレビはネガティブなものが多いから注意が必要

テレビはとにかく、「多くの人に見てもらうこと」が大切なので、センセーショナルな情報が多くなります。

事件とか不倫など、私たちの生活にはまったく関係のない著名人のプライベートが暴かれたりなんかして……。「**他人の不幸は蜜の味**」とでも言いましょうか。うまくいっている人たちが落ちていくことを見るのが楽しいのでしょう。

しかし、**どこかのだれかが落ちたところで、私たちが上がることはありません。**相対的に優位になったように見えるだけで、私たちの人生は何も変わらないのです。

そして、よく考えてみてください。他人をおとしめて気持ちがいい時間は長く続きますか？　あとから虚しくなりませんか？

みんな、どこかで気がついているんですよね。自分は何も変わっていないという現実を。しかし、その現実に向き合うことが怖くて、やめられないかっぱえびせんのように、だれかの不祥事のニュースを追い求めるのです。

怖いのは、これら一連の流れを無意識に行ってしまっていること。言葉どおり、「意識していない」ので、なぜ自分がモヤモヤするのか原因がわからなかったりするんですよね。

惰性で見るのをやめるとよい

私は、意識して「見る」「見ない」を決めるのがいいと考えています。テレビに限らず、**無意識にぼーっと眺めているのが一番よくない**のです。

時間を浪費するだけですし、いつの間にかネガティブな情報に身も心も浸ってからめとられているかもしれません。

私は、自分が見たい番組は録画しています。録画だと、その番組の時間しかデータがありません。当たり前ですが（笑）。1時間なら1時間、30分なら30分で強制的に終了します。

「テキトーにテレビ見て、やる気になったら片づけしよ」
「録画した30分の番組を見て、片づけしよ」

どちらがちゃんと片づけに着手すると思いますか？　言うまでもありませんよね……。

CHAPTER 4

効果低い 難しい

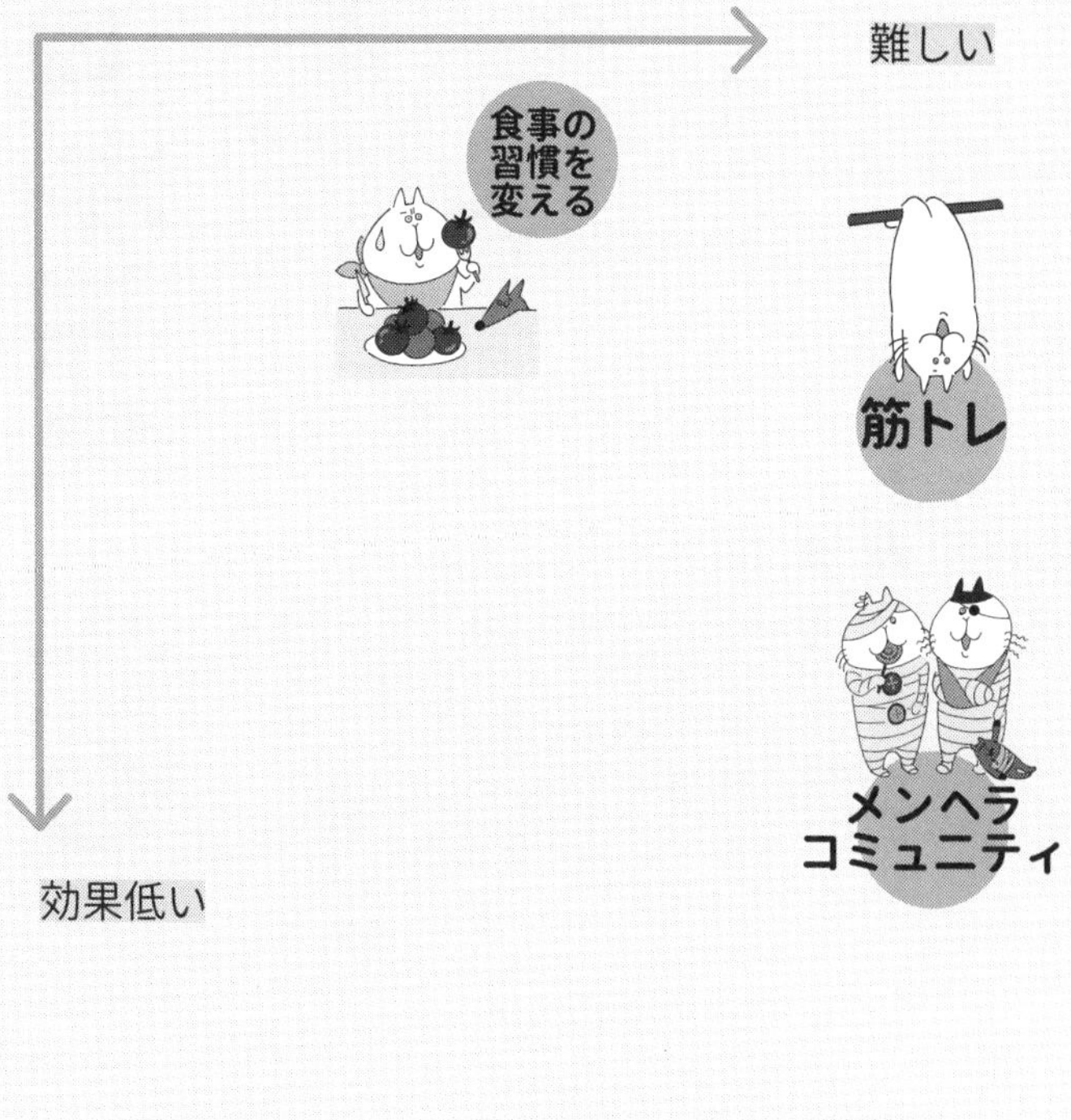

食事の習慣を変える

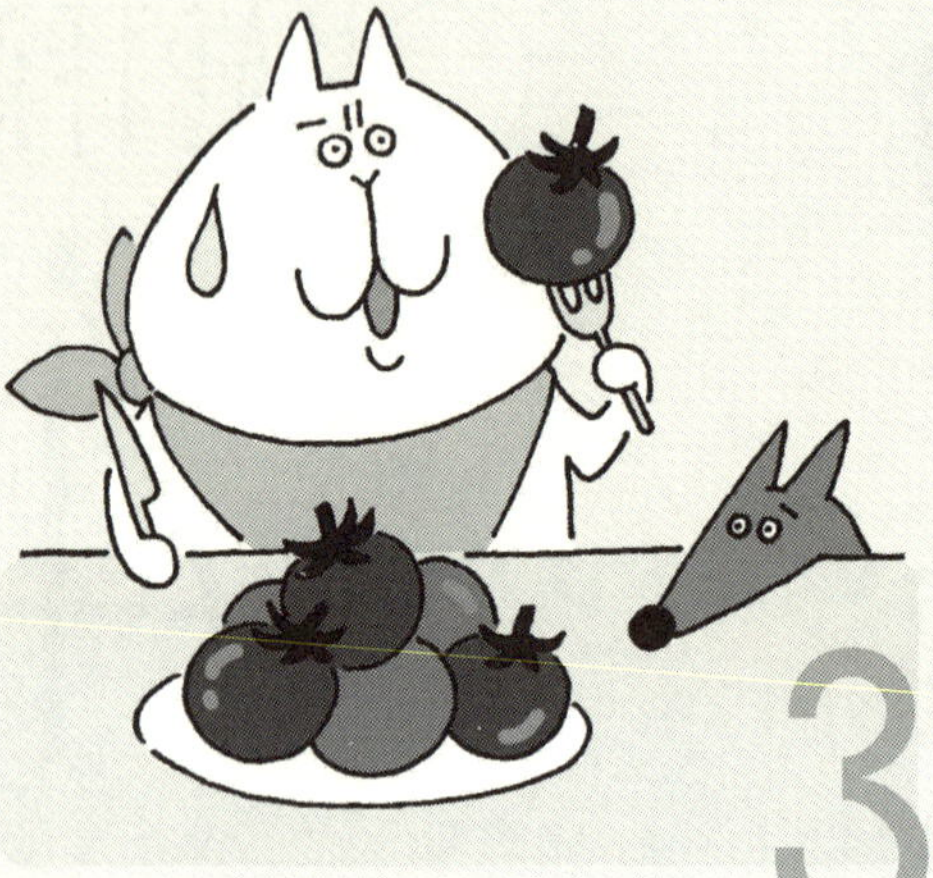

31

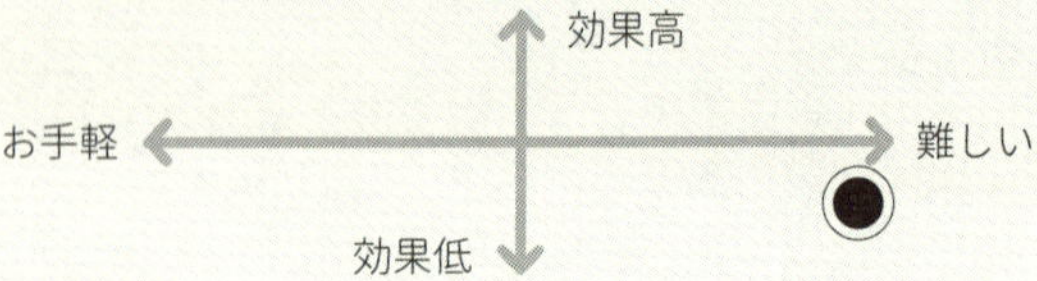

【効果】 ★★☆☆☆

【手軽さ】 ★☆☆☆☆

【おすすめ度】 ★★☆☆☆

【長所】

疲れにくい体が
手に入るかも

【短所】

めんどくさい
&
お金がかかる

料理するのがだるいから無理でしたっ（笑）

「食事の習慣を変えると効果がある」ということは、よく言われていますよね。うつ病に……というより、食生活の改善は日本国民全体に言えることかもしれません。

わかっちゃいるけど、健康的な食事って物足りないんですよ……。薄味ですし、お腹にたまらない。「食べたー！」という感じがしないので、不満が残ります。

こうして書いてみると、私の胃はまだまだ若いようでうれしいですね（笑）。

ただ、人間は消化活動に想像以上のエネルギーを使っていると言われているので、確実なダメージは蓄積していると考えています。

「26時間テレビ」でタモリさんが司会をしていたとき、あえて食事を摂っていなかったことが話題になりましたよね。眠くならないため、疲れをためないためと言っていたので、タモリさんは消化活動のキツさを知っていたのでしょう。

食事の習慣を変える
⤵効果低
⤵難しい

ここで注意していただきたいのは、**血糖値の側面から考えると、食事を抜くことは体に悪い**ということです。

最近の研究で、糖尿病ではない人の中に、「普段は正常だが、『食後の短時間だけ』血糖値が急上昇する」という現象が起きていることがわかってきました。それこそが、今回取り上げた「血糖値スパイク」。（中略）

実験によれば、1日3食を規則正しく食べている時には「血糖値スパイク」が生じなかった人でも、朝ごはんを抜くと、昼食の後に「血糖値スパイク」が発生。朝食も昼食も抜くと、夕食の後にさらに大きな「血糖値スパイク」が生じてしまうことがわかりました。つまり、しばらく何も食べずにいた後の食事では、「血糖値スパイク」が一層起きやすくなるのです。

忙しくても、きちんと3食食べることが、「血糖値スパイク」を解消する重要なポイントだったのです。(34)

血糖値の側面でいうと食べたほうがいいみたいですが、人間にとっては消化活動が最も疲れるので、1日1食や2食程度にしておいたほうがいいという意見もあるのです。

このあたりは正直、よくわからないというのが私の印象です。専門家でも言っていることがバラバラですから。

「食べる」だけでなく、「作る」側面からも考えてみましょう。

毎日毎日、好きでもない料理を作るのは大変です。私は独り身なのでまだマシですが、家庭がある人はもっと大変でしょう。

健康的なメニューを考えること、作ることにエネルギーを割きすぎて、ほかのことがおろそかになってしまう……上手にこなせない自分を責めてしまう……となると、かえって不健康になります。

健康を追いかけるあまり、健康から遠ざかるというのは悲しいことですよね。

インスタント食品でサクッと健康になれればいいのですが、現実はそう甘くないですよねぇ……。

食事の習慣を変える
⤵効果低
⤵難しい

好きなものを食べられないこと自体がストレス

うつ病の急性期を乗り越えて、少しだけ元気になってくると、食事は唯一の趣味みたいなものになります。

美味しいものを食べると、だれだって幸せを感じるものですよね。

健康的な食事が自分の好みだったりするとよいのですが、先ほども言ったように、口に合わない、なんだか物足りない気分になることがあります。

健康のためにと「我慢」しながら食事をすることは、かえってストレスをためるのではないか、と考えているところです。

だからといって、毎日ジャンクフードを食べていいわけでもありません。私は伝統的な日本の朝ごはんが好きだったりするので、もともと健康的な食事ができている可能性もあります。

- ・納豆
- ・卵
- ・味噌汁
- ・焼き魚

絵に描いたような朝ごはんの生活を送っています。昼はインスタント食品になることが多いですが、朝と夜の比較的健康的な食事によってバランスが取れているのではありませんかね……。

外食だと、マクドナルドが大好きです。頻繁に食べるわけにはいかないので、月に一度、病院の診察に行った帰りに、ドライブスルーしています。ちゃんと診察に行ったごほうびということで。

飲み物の習慣を変えるほうが、効果があった

これまで述べてきたように、食事の改善は大変です。

個人的には、飲み物の習慣を変えるほうが楽だし効果がありました。

「効果高い・お手軽」のところでも紹介しましたが、**ハーブティーは本当に楽です。飲むだけ**ですからね。

温かいものを飲む習慣がない私でも、すぐに慣れました。全部が全部、温かいものにする必要はありません。徐々に移行すればいいし、なんなら冷たいものと併用してもいい。無理なく続けられる方法がオススメです。

現代人には冷え性が多いので、**冷え性改善目的ではじめるのもアリ**だと思いますよ。

ただ、「うつを軽くするために飲む！」と期待しまくっていると、思ったほど効果が感じられないかもしれません。ハーブティーは薬ではないので。

筋トレ

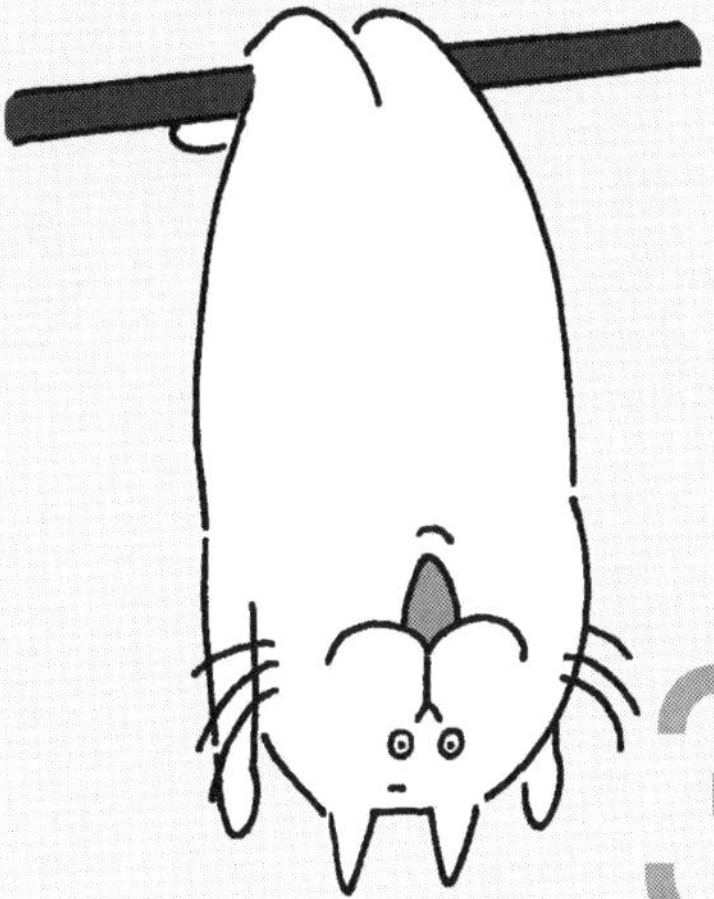

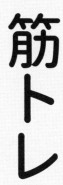

32

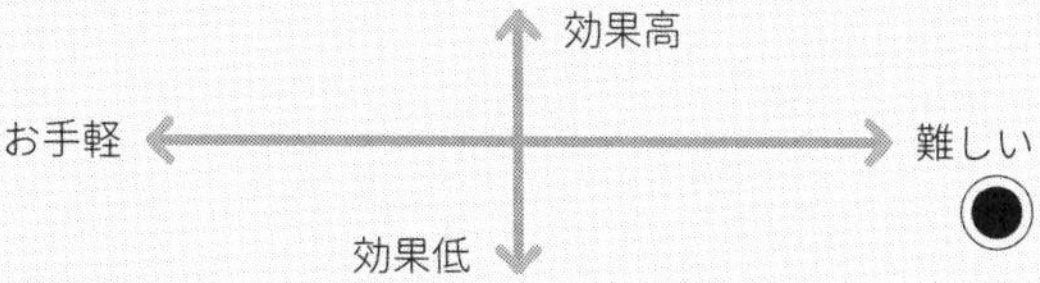

【効果】 ★★☆☆☆

【手軽さ】 ★☆☆☆☆

【おすすめ度】 ★☆☆☆☆

【長所】	**【短所】**
体力と筋力がつく	できなくて自己嫌悪に陥りやすい

筋トレ
┃ ↘効果低
┃ ↘難しい

筋トレ以外でも、うつ病の人は何かを継続することは簡単ではありません。筋トレが継続できているなら、すでにマシな状態だと思っていいかもしれませんよ。

「人に見せたほうが」、筋トレによるうつ改善効果は高そう

筋トレをやっている人は、やたらと人に筋肉を見せたがりますよね（笑）。あれは個人的には、以下の理由で**うつの改善に効果的**だと思っています。

- 自信につながる
- コミュニケーションの一環になる
- コミュニティ効果も期待できる

まず、自信。これは間違いなくつくでしょう。「筋トレをする→筋肉がつく→人に見せ

る→ほめられる→またがんばる」。この繰り返しで、良いスパイラルが生まれます。

次にコミュニケーション。これは筋肉好きどうしならば、筋肉の話題で盛り上がるということです。趣味でのつながりの強さは、私もブログで実感しています。

そして最後にコミュニティ。コミュニケーションの発展版と考えてもいいでしょう。筋肉好き友達から、「筋肉好き集団」へと変わっていきます。

「集団に所属している」という感覚は、孤独の解消にもつながります。

やるならしっかり筋トレ教に入信するべし(笑)

筋トレをやっていて、「筋肉がなんでも解決する！」と言っている人はちょっと宗教臭いですよね？(笑)

筋トレ
↘効果低
↘難しい

でも私は、あれは良いことだと思っています。今の時代は、何を信じればいいかわからずに迷ってしまう人が多いんですよ。

私は何かの宗教を信仰しているわけではありませんが、本をたくさん読むので、「ごちゃ混ぜ教」を信仰しているともいえます。

この分野ではあの人の考え方、あの分野ではこの人、といった形で、カスタマイズし放題です。

筋トレ教の方とは信仰しているものは違えど、**自分が信じられる確かなものを持っている**点では似ていると感じています。

メンヘラコミュニティ

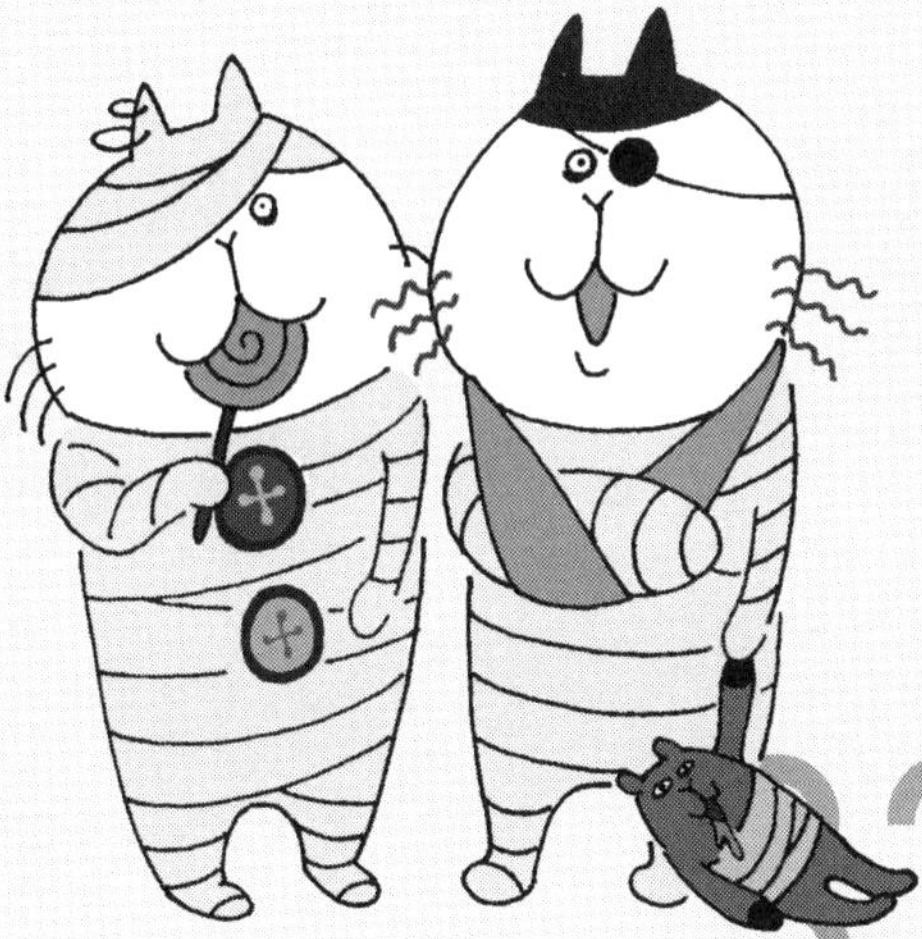

33

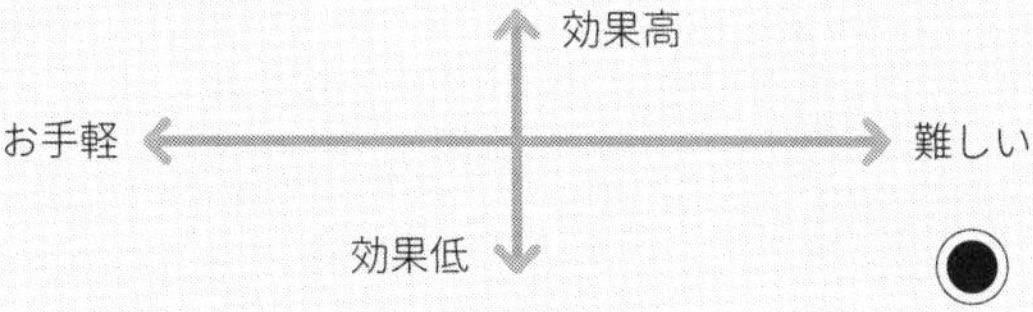

【効果】★☆☆☆☆

【手軽さ】★☆☆☆☆

【おすすめ度】★☆☆☆☆

【長所】	【短所】
だれかと わかり合うことが できるかも	人間関係が こじれやすい

「メンヘラコミュニティ」とは？

「メンヘラ」は、昔懐かしき「2ちゃんねる」発祥の言葉です。ネットスラングで差別的なイメージをお持ちの方が多いと思いますが、もともとは「2ちゃんねるのメンタルヘルス板に集まる人たち」の意味です。

あまり良い印象を持つ人がいないので、普段は「メンヘラ」という言葉は使わないようにしています。

ただ、「精神疾患患者コミュニティ」や「精神障害者コミュニティ」だと、漢字だらけで表現が硬いかなと思って、あえて「メンヘラ」という言葉を使っています。

回りくどい説明になりましたが、要するに「精神疾患患者の集まるコミュニティ」のことです。

なお、リアルの当事者会などはこれに含まれません。あくまで、**ネットの中だけの話**だと思ってくださいね。

専門家が入っても、コミュニティ維持は難しいらしい

とある心理学の専門家から聞いた話です。

・専門家と名乗って入る
・当事者のふりをして入る

など、いくつかの形を試したみたいですが、どれもうまくいかなかったようです。

なぜダメだったのかというと、数か月運営していると、**コミュニティクラッシャーが現れる**そうで。

「コミュニティクラッシャー」というのは、その名のとおり、コミュニティを破壊する人のことです。私はメンヘラコミュニティ以外にも所属したことがあるので、これはわかり

メンヘラコミュニティ
⤵効果低
⤵難しい

ます。

どんな場所にも必ずいるんですよね。リアルの世界にもいるはずです。意図的なのか天然なのかわかりませんが、人間関係を破壊する方向にしか持っていかない人が。


勝手なイメージですが、正義感が強く、その正義感を振りかざす人がコミュニティクラッシャーになりがちだと分析しております。

間違っているわけではないので指摘しにくいですし、なにより自分に火の粉が降りかかってくるのが嫌で、かかわりたくないんですよね。

そのようにして放置した結果、コミュニティのストレスが増大して崩壊する……という流れでしょうか。


私は、「専門家さえきちんと入れば」うまくいくのではないか、と淡い期待を思い描いていたので、残念な気持ちになりましたね。

コミュニティクラッシャーの件は、メンヘラコミュニティに限った話ではありません。

しかし、心を病んだ人たちは耐えうる力があまりにも小さいので、自浄作用がまったく働かないのです。まだまだ形は見えていないようですね……。

いつかはコミュニティを作りたい気持ちもある

しかし、いつかはコミュニティを作りたいという気持ちはあります。**心を病んだ人にはコミュニティが必要**なんですよ。

なぜなら、**孤独が何よりの敵**だからです。メンタルが強靭なイメージの強い堀江貴文さんの著書の中に、次のような文章がありました。

〰〰〰〰〰〰〰〰〰〰〰〰〰〰

僕の最大の天敵は「孤独」だ。拘置所だと、特に週末は取り調べも弁護士の面会もなく、誰とも会うことができない。

シャバにいれば仕事をしたり飲みに行ったりして気を紛らわすこともできるだろうが、独房ではそれは許されない。

あまりに何もすることがないから、シャバにいたときには忙しくて忘れていた「死

メンヘラコミュニティ
⤵効果低
⤵難しい

の恐怖」に苦しめられた。ひたすら自分と向き合うことしかできない。

そんな状態に追い込まれると、本当に頭がおかしくなってしまいそうになる。金曜日の夜を目前に、僕はついに睡眠薬と精神安定剤を処方してもらうことにした。(35)

彼ほどテレビで不当な吊し上げにあい、SNSの世界で炎上している著名人はいないでしょう。その経験から、普通の人よりもメンタルが強靭であろうことがよくわかります。そんな彼ですら、孤独には耐えられなかったようです。

うつ病になると理解されづらい環境に置かれるので、孤独感はさらに増します。家族と住んでいても、一人だけ牢獄に入っているような気分です。

孤独を解消するには、複数の依存先を持つとよいと指摘するのは、脳性まひの小児科医・熊谷晋一郎さんです。

実は膨大なものに依存しているのに、「私は何にも依存していない」と感じられる状態こそが、「自立」といわれる状態なのだろうと思います。だから、自立を目指す

なら、むしろ依存先を増やさないといけない。(36)

私もこの考えには賛同していて、自分の経験からも納得できます。うつ病であることをネット上で公表し、ツイッターの仲間、ブログの仲間、地域で活動するフリーランスの仲間……などなど、所属するコミュニティが増えていきました。と同時に、自分は孤独ではないと思えるようになったのです。

なので、だれもがリスクを取って情報発信するのは難しいでしょうから、せめて安心できるコミュニティをネット上に作れれば……と思っています。

いろいろと実験はしていますが、まだまだ時間はかかりそうですね。

メンヘラコミュニティ
⤵効果低
⤵難しい

あとがき

「自分にはできそうもないことが多かったな……」

ひょっとしたら、このような感想をお持ちの方もいらっしゃるかもしれません。私だって、最初からすべてができたわけではないですよ。

たとえば、「他人と会う」はすごくハードルの高いことで、やったほうがいいとわかっていても、なかなかできませんでした。今でも緊張感があります。

大切なのは、**「今のあなたが、ほんの少しだけがんばればできること」からはじめることです。**効果が小さそうでもかまいません。

まずは、あなたの範囲でできることからやってみてください。

いいですか、ここ大事なので、もう一度言いますよ。

「今のあなたが」、「ほんの少しだけがんばればできること」からはじめてください。
だれかの意見は聞かないで！　あなたの価値観で決めてください。

たとえば運動は、一般的にも科学的にも効果が高いといわれていますが、まったくベッドから出られないような人が「やったら治るかもしれない！」と思ってはじめると逆効果です。

私たちは根性で乗り切ろうとして心を壊してしまったことを忘れてはいけません。

「こんな効果の薄そうなこと、チンタラやってても意味ないよ」と思うかもしれません。

しかし、チンタラやるしかないのです。「これをやったら一発でうつ病が治る！」というものなどないのですから。

それに、安心してください。**効果の薄そうなことでも達成できることによって、自分に自信がついてきます**から。少しずつステップアップすればいいんです。焦らず自分のペースで実行していきましょう。

うつの治療を最速で進めるには、「遅すぎるのでは？」と思うほどのマイペースで、自分をいたわり、小さなステップをクリアしていきながらほめてあげるしかないのです。

何事も、最初が一番エネルギーがかかるわりに効果が出ないものです。車だって、発進のときに一番アクセルを踏むし、燃費も悪くなります。そのわりに、進まない。0〜20㎞は効率が悪いですが、60〜80㎞はすんなり到達します。

勉強も仕事も、うつの治療もこれと同じです。はじめたならば、**継続すればするほど楽になっていきます。**

でも、**きつかったらやめてもいいです。**挑戦したくなったら、またはじめましょう。

プレッシャーに感じてほしくはないのですが、自分のペースを守りながら小さなミッションをクリアしていくことならだれでもできます。あなたにもきっとできます。

そして、**どんな状況にあってもできることは必ずあるのです。**できないと思っているのは、きっと周りの「元気な人」と比べてしまっているから。

つねに今のあなたの状態から考えて、ほんの少しだけがんばればできることからはじめてみてください。**周りにほめてくれる人がいなければ、あなただけは自分をほめてください。**

そしてもし、あなたが本書を読んで何かを実行したなら、私はあなたを全力で肯定するし、ほめます。ちなみに、すでにこの「あとがき」を読んでくださっているということは、「読書」を実践できていますよ。すごい！

ほら、意外とできることはあるんですよ。

私もこれから先の人生、自分に今できる「小さな」ことは何かをつねに考えながら行動していきます。**この遠回りにも思える道のりが一番の近道だと、うつ病の治療で学びましたから。**

本書があなたのうつ病と向き合う人生の中で、少しでも役に立つ部分があれば、書き手としてこれほどうれしいことはありません。

解説　医者のあてにならない国で「患者の力」を信じる

精神科医　和田秀樹

率直に言って、いい本だと思う。

医者が書いた本ではないので、ご自分が経験されていない薬についての解説はほとんどないし、私が注目しているうつ病の治療法である磁気刺激治療や無けいれん通電療法などには、まったく触れられていないが、逆に経験されていることについての記載は経験者にしか書けないような内容で、医師である私にも大いに参考になった。

肝心のマッピングの部分（効果、手軽さ、おすすめ度）については、個人差が大きいだろうが、一つひとつの治療法や生活術については、よく調べておられるようで、医師である私が「ん？」と思うようなものは皆無と言っていいくらいだ。

特にＳＮＳとのつき合い方などについては、うつを患っているだけでなく、ＳＮＳのユーザーでないと書けないような内容なので、医師からのアドバイスなどよりよほどあてになるだろう。そのほか、日常生活で簡単にできるものや普段遭遇するものなどの効用が、これだけ的確に論じられている本は珍しい。

何よりもまず、著者のほっしー氏も論じているように、うつ病という心の病は原則的に薬だけでは治る病気ではない（ほかの心の病だってたいがいそうだが）。ところが、日本の場合は、精神科の医師の時間のなさと、教育の悪さのために、センスのいい医者は確かにいるのだが、薬以外の治療がお粗末なのは否めない。
だから、この手の、治ったユーザーの方による、薬以外の部分の治療のガイドブックはとてもありがたいものなのだ。

やはり、経験者のアドバイスは有効

私は、そもそも論として、患者の力、自分を治す力もさることながら、ほかの患者さんに治療的な影響を与える力を信じている立場である。

たとえば、専門医に言わせれば、進行性で自然治癒がないとされる依存症――覚せい剤で何度も捕まるのなら依存症の可能性が大なのに、本人どころか親までが断罪されるし、パチンコなどのギャンブル依存だって「意志が弱い」で片づけられるのだが――にしても、現在のところ、いちばん有効な治療とされているのは、「自助グループ」である。

患者どうしが弱さをさらけ出し、それを受け入れ合い、時に、自分がどうやって、その依存物質や依存行為をやめているかを教え合うことで、残りのメンバーにアドバイスを与える。これが最高の治療なのだ。

アルコール依存などでは、お酒を飲むと気分が悪くなる薬があるし、アルコールに限らず、依存しているものを断つときの苦しさに安定剤などを処方することはあるが、それでも薬の力で治ることはほとんどなく、プロのカウンセラーでさえうまくいかないことが多い依存症の治療で、患者のグループ治療が功を奏しているのだ。

私が精神分析より有効な治療法と思い、この20年にわたって勉強している「森田療法」には「生活の発見会」というものがある。

ここでも、森田療法を通じて、自分の神経症が改善したり治ったりした患者さんや元患者さんが、どのように自分が割り切ったかという体験を通じて、新たな患者さんにアドバイスをしていく。十分な数の森田療法的治療ができる医師や臨床心理士がいない現状を、それが長年救ってきた。

私も20年以上にわたって認知症の患者の家族会を主宰しているが、やはり経験者のアドバイスの有効性を実感している。

だから、とてもじゃないが、医者が偉くて、患者の言うことなど当てにならないとは思えないし、それどころか、医者以上に良いことを言うことが珍しくないことはわかっているつもりだ。

日本の精神科教育の未熟さという側面も

もう一つの問題は、アメリカ留学を体験した者から言わせてもらうと、日本の精神科の教育があまりに不十分なので、患者の体験を通じたアドバイスのほうがよほど有効に思えることがある。

私は精神分析を学びにアメリカのカール・メニンガー精神医学校というところに留学し

たが、精神分析だけでなく、認知療法、グループ治療、ブリーフセラピー、家族療法、臨床催眠、そして薬物療法や前述の通電療法まで、いろいろな治療法を学ばされた。一つの治療でダメだったときに、二の手、三の手が使えるように、である。

ところが、日本の場合、薬での治療の研究である生物学的精神医学が席巻しすぎていて、全国82もある精神科の医局の中で、主任教授が私のようにカウンセリングが専門の医師は一人もいない惨状だ。

ほっしー氏は博多でイベントをやるくらいだから、福岡在住だと推測するが、福岡は日本の例外と言っていいくらい、かつて心の治療の教育がよかった地域だ。

池見酉次郎氏が日本で最初の心療内科の医局を設立し、九州大学の医学部は森田療法が盛んで、精神分析のオーソリティの西園昌久氏が長年福岡大学の教授を務め、さらにカウンセリングの分野でも九州大学と福岡教育大学という養成機関を有する。

世間ではミュージシャンと思われながら、ロンドンに留学し、日本人として初めて国際精神分析雑誌に論文が採用された北山修氏も、九大で長年心理臨床を教えていた。

薬物療法だけでなく、カウンセリング的な治療ができる医師も多いし、優秀なカウンセラーも多い。だから、ほっしー氏も信用できる精神科医や、親友に会いに行く感覚で通えるカウンセラーと出会えたのだろう。

しかし、東北地方のように、その地域のボスであった東北大学の精神科教授の佐藤光源氏が、15年間の在任中、精神療法の論文に対して一人も博士号を出さないというふうに、徹底的に精神療法を排斥したために、精神療法家を目指す人は東京などに内地留学をせざるを得なかった地域もある。

私の周りにも東京まで学びにきていた人がいるが、残念ながら圧倒的な少数派だろう。少なくとも、私より若い年代の先生方は、大学の医局では、薬の使い方などはしっかり学べても、まともな心の治療の教育が受けられなかった。そのため、東日本大震災によるトラウマ治療（薬はほとんど効かない）ができる医師が圧倒的に少なく、私もいまだに月に一回ボランティアに通っている。

もちろん、ほっしー氏が患者体験からみごとなアドバイスができるように、いい教育を受けていなくても、臨床経験からすばらしい治療をする人もいるはずだが、当たりの精神科医やカウンセラーを見つけるのが簡単でない地域がたくさんあるなかで、薬プラスアルファの、自力で解決していく部分で本書が役に立つのは間違いない。

精神科医や臨床心理士も一読を

私がアメリカの精神医学の教育をもう一つ評価する部分は、トレーニングとして、「患者体験」をさせるという文化があることだ。

フロイト以来の伝統で、精神分析家になるためには、自分自身も精神分析を受ける（患者になる）ことが義務づけられている。私も留学中、2年半にわたって週5回の精神分析を受けた。

最初は教育分析のつもりだったが、異国体験の精神的不調などもあって、だんだん患者のようになっていく。実際、精神分析家が心臓の病気で2か月休んだ際には、ものすごく不安になったし、復帰したときには、ものすごくうれしかった。日本に帰っても、自分のメンタルコンディションを保つために、週2回の精神分析を「甘えの許容」で知られる土居健郎先生に受け続けたぐらいだ。

精神分析は落ち目になったが、この伝統はまだ続いているようで、アメリカでは多くの精神科医が自分の精神科医を持っている。患者の立場になることで見えてくるものもあるし、患者体験を通じて、私は患者さんの話をイライラせずに聞けるようになった。

日本で、患者体験を持つ精神科医は少ないだろう（自分が躁うつ病＝双極性障害だとカミングアウトしている医師はたいてい治療実績もよく、患者に人気があるようだが）。だからこそ、患者体験を上手に利用した本書は、むしろ精神科医や臨床心理士に読んでほしいものだ。

もちろん、残念ながら、ほっしーI氏の言うことだけがすべてではない（一人の体験や勉強で網羅できるほど、精神科の治療は狭いものではない）。本書がベストセラーになることで、第二、第三のほっしーI氏が出てくることを心待ちにしている。

health/news/5070874/Reading-can-help-reduce-stress.html
18 ラルフ・ウォルドー・エマソン（著）, 伊東奈美子（翻訳）『自己信頼[新訳]』 海と月社，2009年
19 加藤忠史『うつ病の脳科学―精神科医療の未来を切り拓く』 幻冬舎新書，2009年
20 岡田尊司『うつと気分障害』幻冬舎新書，2010年
21 原富英"やめていい薬とやめてはいけない薬の違い"，プレジデントオンライン，2017年12月22日, http://president.jp/articles/-/24045
22 "うつ病の予防に週1時間の運動 ウォーキングは気分を明るくする"，日本健康運動研究所公式ページ，2017年10月25日, http://www.jhei.net/news/2017/000511.html
23 前掲・"うつ病の予防に週1時間の運動 ウォーキングは気分を明るくする"，日本健康運動研究所公式ページ
24 デビッド・D・バーンズ（著），野村総一郎ほか（翻訳）『〈増補改訂 第2版〉いやな気分よ、さようなら―自分で学ぶ「抑うつ」克服法』星和書店，2004年
25 前掲・"「ネット世論」と「炎上」の実態"，山口真一，「炎上から見るネット世論の真実と未来」講演資料
26 "プラセボとは？ | 治験について"，武田薬品工業株式会社公式ページ，http://www.takeda.co.jp/ct/placebo.html
27 "「平成28年情報通信メディアの利用時間と情報行動に関する調査報告書」の公表"，総務省，2017年7月7日, http://www.soumu.go.jp/menu_news/s-news/01iicp01_02000064.html
28 グレッグ・マキューン（著）, 高橋璃子（翻訳）『エッセンシャル思考 最少の時間で成果を最大にする』かんき出版，2014年
29 加藤忠史『うつ病の脳科学―精神科医療の未来を切り拓く』 幻冬舎新書，2009年
30 "Money and Mental Illness: A Study of the Relationship Between Poverty and Serious Psychological Problems. "，NCBI，https://www.ncbi.nlm.nih.gov/pubmed/26433374
31 "年収800万円を超えると幸福度は上昇しなくなる | 橘玲の幸福の「資本」論"，ダイヤモンドオンライン， 2017年9月6日, https://diamond.jp/articles/-/141130
32 "ＷＨＯ、ゲーム依存症を「疾患」認定へ　予防や治療必要"，朝日新聞デジタル， 2018年6月19日, https://www.asahi.com/articles/ASL6K741TL6KULBJ009.html
33 前掲・マット・ヘイグ（著）, 鈴木 恵（翻訳）『今日から地球人』
34 "“血糖値スパイク”が危ない～見えた！糖尿病・心筋梗塞の新対策"，NHKスペシャル公式ページ，https://www.nhk.or.jp/special/kettouchi/result/
35 堀江貴文『自分のことだけ考える。 無駄なものにふりまわされないメンタル術』ポプラ社，2018年
36 "自立は、依存先を増やすこと 希望は、絶望を分かち合うこと"，東京都人権啓発センター， 2012年11月27日, https://www.tokyo-jinken.or.jp/publication/tj_56_interview.html

参考文献一覧

1 "人気ソーシャルメディアの若者のメンタルヘルスへの影響調査、最高なのはYouTubeで最悪なの は Instagram", Gigazine, 2018 年 4 月 22 日 , https://gigazine.net/news/20180422-sns-for-young-mental-health/
ソース：Social media and young people's mental health and wellbeing - #StatusOfMind (PDFファイル)https://www.rsph.org.uk/uploads/assets/uploaded/62be270a-a55f-4719-ad668c2ec7a74c2a.pdf
2 "「ネット世論」と「炎上」の実態"，山口真一，「炎上から見るネット世論の真実と未来」講演資料，http://www.glocom.ac.jp/wp-content/uploads/2016/06/20160628_Yamaguchi.pdf
3 "鬱を抱える芥川賞作家を救った、「吐き出す」ということ", BuzzFeed News，2017年11月9日, https://www.buzzfeed.com/jp/kotahatachi/hitomi-kanehara
4 "思い込みから副作用が生まれるメカニズム：良薬（と思えば）口に苦しの脳回路（10月6日号Science掲載論文）", NPO法人オール・アバウト・サイエンス・ジャパン公式ページ，2017年10月16日, http://aasj.jp/news/watch/7527
5 竹田伸也『マイナス思考と上手につきあう 認知療法トレーニング・ブック　心の柔軟体操でつらい気持ちと折り合う力をつける』 遠見書房，2012年
6 佐藤純『天気痛を治せば頭痛、めまい、ストレスがなくなる！』 扶桑社BOOKS，2015年
7 川嶋朗『心もからだも「冷え」が万病のもと』集英社新書，2007年
8 "アニマルセラピーの効果について"，わんちゃんホンポ，2018年9月22日 更新, https://wanchan.jp/osusume/detail/1626
9 前掲・"人気ソーシャルメディアの若者のメンタルヘルスへの影響調査、最高なのはYouTubeで最悪なのはInstagram", Gigazine
10 岡田尊司 『ストレスと適応障害 つらい時期を乗り越える技術』幻冬舎新書，2013年
11 前掲・岡田尊司 『ストレスと適応障害 つらい時期を乗り越える技術』
12 "「深い呼吸」を身につけ不調を改善 働きもののカラダの仕組み　北村昌陽"，ヘルスUP｜NIKKEI STYLE，2011年10月23日, https://style.nikkei.com/article/DGXNASFK1902L_Z11C11A0000000
13 "通勤ラッシュによるストレスは戦場以上--調査報告"，CNET Japan，2004年12月2日, https://japan.cnet.com/article/20077623/
14 "非定型うつ病の症状"， 姫路 心療内科｜前田クリニック公式ページ， http://www.dr-maedaclinic.jp/da1001.html
15 田中慎弥 『孤独論　逃げよ、生きよ』徳間書店，2017年
16 マット・ヘイグ（著）, 鈴木 恵（翻訳）『今日から地球人』 早川書房，2014年
17 "読書がストレス解消に非常に効果的であることが研究で明らかに"，Gigazine, 2009年3月30日, https://gigazine.net/news/20090330_reading_reduce_stress/
ソース："Reading 'can help reduce stress' - Telegraph"，https://www.telegraph.co.uk/news/

うつを治す努力をしてきたので、効果と難易度でマッピングしてみた

発行日　2018年 10月20日　第1刷

Author	ほっしー
Expounder	和田秀樹
Illustrator	くらきち
Book Designer	杉山健太郎
Publication	株式会社ディスカヴァー・トゥエンティワン 〒102-0093　東京都千代田区平河町 2-16-1 平河町森タワー 11F TEL　03-3237-8321（代表） FAX　03-3237-8323 http://www.d21.co.jp
Publisher	干場弓子
Editor	三谷祐一
Marketing Group Staff	小田孝文　井筒浩　千葉潤子　飯田智樹　佐藤昌幸　谷口奈緒美　古矢薫　蛯原昇 安永智洋　鍋田匠伴　榊原僚　佐竹祐哉　廣内悠理　梅本翔太　田中姫菜　橋本莉奈 川島理　庄司知世　谷中卓　小木曽礼丈　越野志絵良　佐々木玲奈　高橋雛乃
Productive Group Staff	藤田浩芳　千葉正幸　原典宏　林秀樹　大山聡子　大竹朝子 堀部直人　林拓馬　塔下太朗　松石悠　木下智尋　渡辺基志
Digital Group Staff	清水達也　松原史与志　中澤泰宏　西川なつか　伊東佑真 牧野類　倉田華　伊藤光太郎　高良彰子　佐藤淳基
Global & Public Relations Group Staff	郭迪　田中亜紀　杉田彰子　奥田千晶　李瑋玲　連苑如
Operations & Accounting Group Staff	山中麻吏　小関勝則　小田木もも　池田望　福永友紀
Assistant Staff	俵敬子　町田加奈子　丸山香織　井澤徳子　藤井多穂子　藤井かおり 葛目美枝子　伊藤香　鈴木洋子　石橋佐知子　伊藤由美　畑野衣見 井上竜之介　斎藤悠人　平井聡一郎　宮崎陽子
Proofreader	株式会社鷗来堂
DTP	朝日メディアインターナショナル株式会社
Printing	中央精版印刷株式会社

ISBN978-4-7993-2347-8